现代著名老中医名著重刊丛书·《第三辑》

叶熙春专辑

浙江省中医学会
浙江省中医研究所　编

人民卫生出版社

图书在版编目（CIP）数据

叶熙春专辑/浙江省中医学会　浙江省中医研究所编．—北京：人民卫生出版社，2006.12
（现代著名老中医名著重刊丛书　第三辑）
ISBN 978-7-117-08235-8

Ⅰ．叶…　Ⅱ．①浙…②浙…　Ⅲ．医案－汇编－中国－现代
Ⅳ．R249.7

中国版本图书馆 CIP 数据核字（2006）第 140421 号

现代著名老中医名著重刊丛书
第三辑
叶熙春专辑

编　　者：浙江省中医学会
浙江省中医研究所
出版发行：人民卫生出版社（中继线 010-67616688）
地　　址：北京市丰台区方庄芳群园 3 区 3 号楼
邮　　编：100078
网　　址：http：//www．pmph．com
E － mail：pmph @ pmph．com
购书热线：010－67605754　010-65264830
印　　刷：三河市宏达印刷有限公司
经　　销：新华书店
开　　本：850×1168　1/32　**印张**：5.5
字　　数：128 千字
版　　次：2006 年 12 月第 1 版　2009 年 5 月第 1 版第 3 次印刷
标准书号：ISBN 978-7-117-08235-8/R・8236
定　　价：12.00 元

出版说明

自20世纪60年代开始，我社先后组织出版了一批著名老中医经验整理著作，包括医论医话等。半个世纪过去了，这批著作对我国近代中医学术的发展产生了积极的推动作用，整理出版著名老中医经验的重大意义正在日益彰显，这些著名老中医在我国近代中医发展史上占有重要地位。他们当中的代表如秦伯未、施今墨、蒲辅周等著名医家，既熟通旧学，又勤修新知；既提倡继承传统中医，又不排斥西医诊疗技术的应用，在中医学发展过程中起到了承前启后的作用。这批著作均成于他们的垂暮之年，有的甚至撰写于病榻之前，无论是亲自撰述，还是口传身授，或是其弟子整理，都集中反映了他们毕生所学和临床经验之精华，诸位名老中医不吝秘术、广求传播，所秉承的正是力求为民除瘼的一片赤诚之心。诸位先贤治学严谨，厚积薄发，所述医案，辨证明晰，治必效验，不仅具有很强的临床实用性，其中也不乏具有创造性的建树；医话著作则娓娓道来，深入浅出，是学习中医的难得佳作，为近世不可多得的传世之作。

由于原版书出版的时间已久，已很难见到，部分著作甚至已成为学习中医者的收藏珍品，为促进中医临床和中医学术水平的提高，我社决定将一批名医名著编为《现代著名老中医名著重刊丛书》分批出版，以飨读者。

第一辑收录13种名著：

《中医临证备要》　　　　《施今墨临床经验集》
《蒲辅周医案》　　　　《蒲辅周医疗经验》
《岳美中论医集》　　　　《岳美中医案集》
《郭士魁临床经验选集——杂病证治》
《钱伯煊妇科医案》　　　　《朱小南妇科经验选》
《赵心波儿科临床经验选编》　《赵锡武医疗经验》
《朱仁康临床经验集——皮肤外科》
《张赞臣临床经验选编》

第二辑收录14种名著：

《中医入门》　　　　《章太炎医论》
《冉雪峰医案》　　　　《菊人医话》
《赵炳南临床经验集》　　　　《刘奉五妇科经验》
《关幼波临床经验选》　　　　《女科证治》
《从病例谈辨证论治》　　　　《读古医书随笔》
《金寿山医论选集》　　　　《刘寿山正骨经验》
《韦文贵眼科临床经验选》　　《陆瘦燕针灸论著医案选》

第三辑收录20种名著：

《内经类证》　　　　《金子久专辑》
《清代名医医案精华》　　　　《陈良夫专辑》
《清代名医医话精华》　　　　《杨志一医论医案集》
《中医对几种急性传染病的辨证论治》
《赵绍琴临证400法》　　　　《潘澄濂医论集》
《叶熙春专辑》　　　　《范文甫专辑》

《临诊一得录》　　《妇科知要》
《中医儿科临床浅解》　　《伤寒挈要》
《金匮要略简释》　　《金匮要略浅述》
《温病纵横》　　《临证会要》
《针灸临床经验辑要》

这批名著原于20世纪60年代前后至80年代初在我社出版，自发行以来一直受到读者的广泛欢迎，其中多数品种的发行量都达到了数十万册，在中医界产生了很大的影响，对提高中医临床水平和中医事业的发展起到了极大的推动作用。

为使读者能够原汁原味地阅读名老中医原著，我们在重刊时采取尽可能保持原书原貌的原则，主要修改了原著中疏漏的少量印制错误，规范了文字用法和体例层次，在版式上则按照现在读者的阅读习惯予以编排。此外，为不影响原书内容的准确性，避免因换算造成的人为错误，部分旧制的药名、病名、医学术语、计量单位、现已淘汰的检测项目与方法等均未改动，保留了原貌。对于犀角、虎骨等现已禁止使用的药品，本次重刊也未予改动，希冀读者在临证时使用相应的代用品。

人民卫生出版社

2006年11月

编写说明

一、二、三届全国人大代表、前浙江省卫生厅副厅长叶熙春，系我省已故著名老中医。学有渊源，医德高尚，行医六十余载，在沪、皖、江、浙享有崇高的声誉。1965 年，为了继承名老中医经验，在省卫生厅直接领导和叶老亲自指导下，叶老的同事和学生杨继荪、张泳泉、裘笑梅、吴颂康、罗鸣岐、林钦廉、尉武等同志共同整理了《叶熙春医案》，由人民卫生出版社出版，受到读者欢迎。行将完稿的《叶熙春医案续集》却毁于十年动乱，叶老本人也在“四人帮”的摧残下含冤而逝。近年来在认真贯彻党的中医政策，继承整理祖国医学遗产的工作中，为了进一步继承叶老高尚的医德和精湛的医术，我们举行了“纪念叶熙春百年诞辰学术报告会”。并邀请了叶老早年的学生出席大会，对其生平和学术有进一步的了解。省卫生厅再次成立“叶熙春学术经验整理小组”，对叶老的学术思想、临床独到经验进行了总结，编成本辑。《专辑》的内容包括叶老生平及学术经验简介和叶熙春医案两个部分。参加整编工作的有杨继荪、张泳泉、李学铭、史奎钧、吴伯平、吕直等，杨继荪主任医师作了较全面的审阅。裘笑梅、吴颂康、林钦廉、尉武以及叶老早年的门人蒋鸿舫（浙江）、陈绵川（安徽）、徐蔚霖、苏树棠（上海）、陈星伯（浙江）等提供了资料，特此致谢。由于我们对叶老的经验学习不够，理解不深，所反映的内容恐难体现其学术经验之全貌。如有错误之处，尚祈批评指正。

浙江省中医学会

浙江省中医研究所

1983 年 10 月

目录

生平及学术经验简介

生平介绍

叶熙春，名其蓁，又字倚春，幼名锡祥。祖籍浙江宁波。1881年12月1日（农历十月十日）出生于杭州武林门外响水闸。幼年天赋聪颖。后经人推荐，得随当地名医莫尚古先生学习。习读医籍，刻苦勤奋；研考经旨，一丝不苟；随师临诊，也尽得师传。不数年，即能独立行医，涉迹医林。其太夫子姚梦兰为晚清杭嘉湖一带颇有声望的医家，擅长内、妇、儿科，对湿温时证尤有专长。见他年少有为，前途无量，破例令其侍诊。两年后，医术大进，遂令其离师20里以远，在天目山南麓之余杭镇悬壶。

叶老出生贫苦，亲身体验到贫困之家遭灾遇病之苦痛，年轻时立志，若为医，一定要克尽济贫救病之天责。他给自己的诊室取名为“问苍山房”，表示做一个医生，治病救命，要问心无愧，要对得住天地父老乡亲。他言有信，行有果，努力解除贫病之疾苦，与群众建立了亲密的友情。所以行医不久，医风医德即得到广大群众的赞扬。

他虚心好学，力图上进，从不自恃自满。每当得知其他医生诊治疑难重症，常前往观摩学习。同道及前辈医家，见其勤奋，都乐于教诲。有一次，余杭葛载初老先生治一湿温重症，他恭立于后，细心揣摩。老先生拟方时思忖犹豫，叶不禁脱口而问：可用某汤否？葛抚掌大悦。方拟就，转嘱病家；此后生已尽得医道之要，日后可请他诊治。此后，叶之医名与日渐增，很快就名闻余杭、临安一带。

在习医之初，叶氏的文学修养并不出色，后受同里前辈章太炎先生“不通国学，无益国医”一语的启发，钻研经籍，年复一年，持之有恒。医理文采日精，青出于蓝，学识声誉都在姚、莫二氏之右。

他治病处方灵活熨贴，屡起沉疴。1929 年寓居沪上，治一胡姓妇人长期发热不退，虽经中西医药多方治疗，病势反见加重。经友人介绍请他诊治。诊断为湿温，并认为阴血本亏，阳气亦伤，湿热邪留，痰浊交阻。投清泄，痰湿阴凝益甚；授滋养，中焦更难旋运，立法处方，动辄掣肘。他巧拟辛开苦降之剂，以温胆汤加味，一剂气机得畅，痰湿稍化，病见起色。旋用清补，不日而愈。

1948 年，叶老从沪回杭定居，已届古稀之龄，打算杜门著述，安度晚年。但在全国解放以后，目睹新旧社会的巨大变化及党和政府对中医事业的重视关怀，内心无限激动。他衷心拥护共产党的领导，拥护社会主义。烈士暮年，壮心不已。在党的中医政策的鼓舞下，他又以“卫生工作队伍中一名老兵”自称，兴致勃勃地走上了中医集体化的道路。1952 年他集资创办了解放后杭州市第一座中医院——广兴中医院（即今杭州市中医院的前身）。命名“广兴”，以寄广传振兴祖国医学之望。1954 年，又积极带头参加国家医疗机构，先后在杭州市中医门诊部、浙江省中医院等单位从事医疗、教学工作。由于他的崇高声誉和精湛医术，每次门诊，患者怀着信赖的心情，从四方各地，蜂拥而来。他总是提前上班，耐心细致地为患者除疾愈病，常常工作到下午一、二点钟。他还经常被邀请到省市各大医院为疑难重险患者会诊。如 1955 年夏，浙江医科大学附属第一医院请他会诊一位脊髓前角灰白质炎病人，当时患者高热昏迷，小便潴留，下肢不能活动。病情十分险笃，已被认为即使被抢救过来，终有瘫痪的危险。叶老通过细心诊察，认为此症乃湿温化燥，邪留营分。先当以清营开窍治其闭，待神志渐清，改用生津凉营、泄湿解毒除其热。数剂后而热减神清，小便畅通。继经调治，下肢功能逐渐恢复而愈。此治例曾引起中西医界专家的高度赞赏。当时政府号召，大力培养中医人才，他以耄耋之年，主动承担授徒带教任务。还不辞劳苦与广大中西医务工作者一起，多次下乡巡回医疗，送医送药，任劳任怨，为振兴社会主义中医药事业贡献力量。他曾多次兴奋地说：如果没有毛主席、共产党的英明领导，中医这一行到我们这一代就要断种绝代了。正是怀着这种对党和人民的深厚感情，他不顾自己年老体衰，仍是一心一意地将自己有生之年献给党的中医药事业。

叶老对人民革命事业有深厚的感情，对由于长期革命斗争而致疾的老同志十分崇敬。一次在京出席人大期间，一位参加革命数十年的老红军双脚痿痹，寒冷疼痛，碍于行动。叶老经过周密的诊察和思考，诊断为寒痹久而转化为伏热，阴液亦受损伤。病程已久，证情寒热错综、虚实夹杂。当他以对革命的赤胆忠心和精湛医术，治愈了老同志的病后，他对身边的同志说：这些老红军、老干部跟随毛主席南征北战几十年，都是人民的有功之臣。在战争年代，他们流血负伤，积劳成疾，加之环境艰苦，又得不到及时的治疗护理，差不多人人身上都有伤残，并有多种慢性疾病，很难治。但我一定要悉心尽力地为他们医治，以减轻他们的病痛，使他们为党和人民多做几年工作。国家需要他们。这些肺腑之言，表达了他对党对革命的忠贞之情。

叶老禀性正直，爱憎分明，憎恶金钱权势。解放前在上海行医时，反动军阀官僚、汉奸买办、豪绅巨富，慕名求治者很多，他总是以一般病家相待，耻作阿谀奉承之态。有沪上某银行董事长孙某，病不眠不食不泄之症，群医束手，请他诊治后，病情很快好转。病家以日酬五十银元“留诊”，请他每天往诊。某日，因其他诊务去孙家稍迟，孙愠形于色，出言不逊。叶默然不语，处方毕，留下字曰：尔自富豪有钱势，我自行医有自由。若要卑躬侍候，尊驾另请高明。次日即不复往诊。孙无奈，只得父子登门道歉方休。然而对民生疾苦，又常萦念于怀。若遇孤苦贫病之家，常热情为之义务施诊、免费施药。每逢盛夏，又出资修合纯阳正气丸、十滴水等避暑成药，施送给杭州、余杭、良渚等城乡居民。平日施赈济贫亦为常事。

叶老热爱祖国，把个人和祖国的危亡盛衰紧紧地联系在一起。“九一八”事变后，日寇加紧侵华，民族危机日深。一次他偶然看见一张一个幼儿抱着大西瓜啼哭的照片，触景生情，欣然命笔，题词其旁：“小弟弟，因何哭，只恐瓜分要亡国。小弟弟，休啼哭，快快长大救祖国。”忧国之心，跃然纸上。解放初，国家暂有困难，政府号召购买公债，他把自己近几年的积蓄，全部购买了公债，支援国家建设。抗美援朝一开始，他又积极送子参军，保家卫国。

叶老不仅对自己严格要求，学术上精益求精，而且深明长江后浪推前浪，中医事业必须后继有人之理，对学徒和学生谆谆诱导，诲人不倦。常说：要学医，必先学通医理。不知医理而行其道，不是医师，而是医匠。又说：行医之道贵正直，最恶投机取巧，敷衍塞责。处方不可投患者之所好，不可乱开贵重药，也不可畏惧风险，而开四平八稳太平方，总要以病症为准的。并书赠座右之铭：“病家苦痛，息息相关；折理穷研，深究病源。”他行医 60 余年，先后授徒 20 余人。解放后，各医疗、教育、科研单位选送来随其学习者更不知其数。学员深感叶老学识博大精深，受益匪浅，现在他们都已成为中医战线上的骨干。

为了鼓励和表彰叶熙春先生高尚的思想情操和为人民服务的精神，党和人民给了他极大的荣誉。1954年当选为浙江省第一届人民代表大会代表，同年经国务院颁布命令，任命为浙江省卫生厅副厅长。1956年出席全国先进生产（工作）者代表大会，并当选为大会主席团成员。又连续当选为一、二、三届全国人民代表大会代表、农工民主党浙江省委员会副主任委员、政协浙江省委员会常委。多次受到伟大领袖毛主席及党和国家其他领导人的亲切接见。1956年秋，前人大常委会副委员长黄炎培先生曾亲笔写诗题赠叶老，诗曰："中西法冶一炉新，日夕辛苦为人民。江浙农村行一遍，家家争诵叶熙春。"1965年，在政府的重视和关怀下，记载叶老临床经验的《叶熙春医案》，经他亲自审定，由人民卫生出版社出版，发行全国。

"相传末技历沧桑，服务精神未敢差。六十余年如一日，何惧暴暑与寒霜。"这是叶老在1961年八十寿辰之际，以"跛叟"署名自题的七言绝句，表达了他生命不息，为人民服务不止的思想情操。但是，正当叶老以伏枥老骥、志在千里的精神忠诚地为党的中医事业奋斗之时，十年动乱给了他身心以严重的折磨和摧残，致使他于1968年10月含冤而逝，终年88岁。1978年8月，有关部门为他举行了追悼会，恢复了名誉。

主要学术思想和特色

叶老的医学思想虽没有著作藉以体现，但在大量的临床验案和课徒教授中得到充分的反映。现据医案分析和门人回忆，就其学术渊源和主要学术思想特色探讨如下：

学术渊源

叶老业医六十余载，誉满遐迩，名震浙沪，这是与他有着扎实的学术功底分不开的。叶老习医伊始，在名师的指导下，悉心钻研《内》《难》《伤寒》《金匮》等古典医著，打下了扎实的医学基础。其师莫尚古，临床精内科，治病擅长杂证调理，得到近代名医金子久先生的盛赞。如有五更泻患者，困顿日久，经治不愈。后慕名转辗至莫先生处，服三剂即愈。金氏叹云：莫先生吾不如也！叶老得其心传，更于金元李东垣脾累学说有所深究，故临床对虚劳、痰饮、肿胀及脾胃病等有独到的体会。如治虚劳，必以鼓动胃气为首务。他说：虚劳之源在于肾，其本在于胃。水吞腐熟不化精微气血，日久必虚。何况服药必赖脾胃以转输。故胃气不振，治疗任何虚损证皆无从着手。此与叶天士"内伤必取法东垣"之说一脉相承。叶老早年临证，所治温病最多，且辄有验效，此既得自太夫子姚梦兰先生的亲授，亦是宗尚叶、薛、吴、王学说，对温热证治深有造诣的结果。叶老治温病，对湿温尤为见长。尝说：治湿温用药最宜细仔，热重者宜用苦泄，但过用苦寒则热易化燥；湿重者宜用芳化，但过于香燥须防湿以化热。用药最宜法中有变，变中有法。语虽平常，寓理良深，若非洞彻湿热源委，博涉温病实践，何能作出这样的议论！

综上所述，叶老的学术渊源，扎根于《灵》《素》等经典古籍，治杂病遵奉《金匮要略》，又得力于金元四大家，特别是东垣学说；治感证既贯穿《伤寒论》的辨证原则，又宗温热学派之法。对各家学说也能兼收并蓄，且能吸收现代医学的诊断技术和治疗思想，取人之长，补己之不足。故能自出机杼，别具一格，形成独特的辨证论治体系，而于临床取得卓越的疗效。

学术思想和特色

一、辨证识病，天人合一

人处自然之中，无时不受天时气候、地理环境的影响，祖国医学历来十分强调人与自然的统一性。《内经》关于“天有五行御五位，……人有五藏化五气”；“天地之间，六合之内，其气九州九窍、五脏、十二节，皆通乎天气”的天人合一整体观，长期以来一直有效地指导着祖国医学的理论与实践。叶老遵循古训，辨证施治最重整体观念，治病必详审地理、时运及人体禀质等各方面因素作出综合分析，而后给予恰当的治疗。尝说：习业中医，不但要熟悉中医的发展史略，认识祖国医学的发展过程和历代医学巨匠的学术特长，更要重视了解地理的分布、气候的寒温及其对人体的影响。特别是在对以往所谓的伤寒派、温病派的争论问题上，叶老认为，这很大程度是因为没有从地域、气候和自然环境与人体关系上加以分析，若注意到这一点，就会看到伤寒、温病学派并无矛盾，而且各有千秋。我国地处亚洲，幅员辽阔。北方气候寒冷，风凛干燥，北人肌肤致密，身体壮实，感冒必用麻、桂、羌、防，一般伤风亦宜辛温发散；南方地处沿海，气候温暖潮湿，南人腠理疏松，多汗易泄，伤风感冒只宜辛凉轻解，如银翘、桑菊之属。叶老认为，伤寒温病之争，焦点即在于此。又地理、气候加害于人，其病也有常有变，如有北人患风热感冒，治用辛温而化燥伤津，演成败证；南人病风寒外感，误用辛凉而戕伐中土，反增胃病者。还有因人体禀质不同，同一病患所表现的病状各异，又非因人制宜不能为功。

在整体思想指导下，叶老对运气学说有深刻的研究。临床常以时令、气运理论指导实践。如在余杭行医时，治一秋燥患者，高热汗出，大渴引饮，苔薄黄，脉洪大，证属阳明热盛。首诊用生石膏 60 克，药后病势不变。二诊生石膏倍用 120 克，服后热稍减而渴饮如故。三诊仍用白虎汤合增液汤，生石膏增至 1000 克，余如生地黄、玄参、鲜石斛等均加重剂量，并嘱用大锅一只，边煮边饮，不分昼夜。此后仍守原方，历三昼夜，高热始平，渴饮方息。以后原方去石膏，加西洋参调理而愈。事后叶老谓：此时运之由也。《内经》云："有至而不至，有至而太过。"今岁阳明燥金司天，"阳明司天，其化为燥"，而且还属"至而太过"，是故秋燥之气异乎寻常。因而当时药肆中鲜石斛等生津润燥之品奇缺，价格也数倍于往常。该患自始至终至诚以托，叶老同舟共济、胆大心细，而获全愈。若非成竹在胸，势必多歧亡羊，难挽如此重症。又如20世纪60年代初，省某院住有支气管扩张咯血患者，每作咯血盈碗，中西医久治乏效，邀会诊。叶老检索以前所服处方，于益气养阴止血方中仅加生石膏一味，嘱原方照服，其病霍然而愈。问其故，曰：治病不视时运，安得效乎！仅举此两例，足以体现叶老谙悉经旨，治病因人因时因地制宜，注意整体的学术特色。

二、四诊合参，各有倚重

中医诊病，依赖望闻问切四诊，而且特别强调四诊合参的重要意义。如《素问·脉要精微论》指出："切脉动静而视精明，察五色，观五脏有余不足，六腑强弱，形之盛衰，以此参伍，决死生之分。"同时，古人又有"望而知之谓之神，闻而知之谓之圣，问而知之谓之工，切而知之谓之巧"之谓，以示四诊的独立性和临床应用价值。在祖国医学史上，许多卓越的医学巨匠匠心独俱，在某一诊察方法上也确有独到的经验和体会，如叶天士治温病察舌验齿法，张景岳重视问诊首创十问，俞东扶撰《古今医案按》非脉理备述者不取等，都体现出前贤在四诊方面各自的见解和经验。叶老临证，悉心细致，四诊皆备，但也有的放矢，抓住重点，各有侧重，并在审证求因、审因施治方面有自己独特的体会。如在上海行医时，有从故乡来诊患者，背部突然长出一个"肉瘤"，形似葫芦，并逐日增大，患者惧怕手术割治，求治于中医。叶老审明病状，详询病史，得知患者宿病痰饮咳嗽，平素咯痰颇多。自此瘤出现，则痰嗽顿减，遂书祛瘀通络、化痰软坚之剂。服数剂，背瘤稍小，原方增损服数十剂后，背瘤完全消失，唯咳嗽咯痰又作，但不如前甚而已。叶老指出，此证系痰饮窜膜出肌，结成流痰。悉凭问诊，从详询病状及病史中悟出病因病机，寻思理法方药而愈斯疾。

叶老断病辨证，有时独取望诊，藉一望而下决断，且取捷效者，也不乏其例。如叶老悬壶余杭，有一6岁男孩病臌胀求诊，见其中腹高凸，腹壁青筋显露，病延两月，屡治不效。当即书以地鳖虫、当归尾、桃仁、莪术、丹参等。侍诊者疑之，以为幼年腹胀，并无七情内因，当用下法，何以用攻血药？数天后，病孩前来复诊，谓服药后大便每日有紫血秽物泻出，先多后少，现已能食。解衣觇视，脐腹高凸顿平。问曰：如此血臌，不待详询细查，从何着手辨证？叶老指出：凡臌胀病，腹筋显露，色淡者属气臌，色青者属血臌。此气臌血臌之分野。重温叶天士《临证指南·肿胀》医案，有“面色黄滞，腹大青筋皆露，……邪结血分”的记载。叶老的论断不仅是实践经验的概括，而且有着充实的理论依据。

叶老临床辨证，不仅凭藉娴热的四诊技术，作出精确的诊断，而且努力吸取其他科学方法，取长补短，兼收并蓄。在古稀之年仍然重视现代医学的诊断技术，力求做到辨证清楚，诊断明确，使治疗有的放矢。如治“心下疼痛”，辨证属肝木犯胃者，必藉现代医学检查，明确是肝胆病，抑或肝胃病，而后或予清肝利胆为主，或是疏肝和胃为治，故而能取得更大的效验。

三、通常达变，出奇制胜

叶老以精深的理论造诣和丰富的临床经验，使得他处置疾病熟练灵巧，通常达变。盖病患者，六淫七情乘袭，气血阴阳舛乱，其理虽一，其变无穷。医者知其常，则能以常法治常病；达其变，则能以变法应变证。古谓上工不仅能治已病，还要治未病；今之良医不仅要能治简易寻常之症，而且还要能治疑难棘手之病。叶老通常达变之功突出地是表现在辨证和施治两个方面。例如叶老在京出席三届人大期间曾治一病例。患者早年双脚冻伤，酿成痼疾。来诊时两脚冰冷，肤色黯红而遍肢疼痛，行动不便。按脉沉细而涩，舌红而瘦，拟用养阴通络，加羚羊角 0.9 克，配以温经活血剂外洗而愈。叶老指出：此病患者当年历尽艰辛，必疲惫已极；复风餐露宿，寒湿乘袭。鉴于当时条件环境，又无药疗治。寒湿杂至，合而为痹，郁滞而久，必内蕴化热。久而久之，真阴必耗。外症虽见肢冷疼痛而肤色黯红等一派阴亏之象，深究其本，实乃寒痹转为伏热，热深厥深之证，故又有脉弦舌红之征，若再墨守常规，不知变通，肆用温通，则真阴益亏，双脚势必致废。叶老以羚羊角甘凉入肝，清肝凉血通络，搜驱肝经血分之郁热；合养阴生津通络之品，填补真阴，柔润肝筋，治病求本，切中肯綮。再配用温经活血之剂外洗，活血通经，使内伏寒湿病根外达，且与内服汤剂相佐，更有寒温互用，阴阳相济之妙。

叶老临证取法用药，常法中有变法，出奇以制胜。如治一肺痨挟感者，病体骨瘦如柴，肌肤甲错，加以形寒怯冷，高热鸱张，旧恙新感，正虚邪实，辨证并不费事，用药动辄掣肘。叶老略加忖思，即处以大剂芳香透表、发汗解肌之品，嘱多加水煎，略滚数沸，趁热倒入面盆，头盖面巾，任凭药气蒸熏，令药性从口鼻毛窍而入。2 剂后，患者邪却热退。叶老权衡虚实利弊，对正虚表实之人，灵活巧妙地采取表药外用，重剂轻取之法，辄收卓效。可谓法活机圆、巧奇天工。

四、大小制剂，不拘常规

古人云：大匠诲人，能与人于规矩，而不能与人巧。中医治病，汗吐下和、清温消补，此仅示人立法之规矩，而选方遣药及剂量配伍，则又应根据天时地理和病体情况，随机活用。叶老治病既重视立法用药的精当，更注重药物剂量的配伍。尝谓：审症求因，立法选方，这是治病的规法。中医处方用药，药味剂量很是有灵活性。病重药轻，如杯水车薪，难以中的；

病轻药重，如小舟重载，反生他变。如1959年，叶老治一久治不愈，远道而来的阳虚自汗患者，遂予黄芪桂枝五物汤，效如桴鼓，不日而愈。叶老说，腠理不固，阳虚自汗，用黄芪桂枝五物汤之类，前医安得不知！但关键在于药物的剂量。本患首诊用黄芪60克，桂枝15克，大剂甘温，固护卫气，药能中病，效乃立至。又在1955年春，叶老治一身热喘咳的两岁幼儿。当时侍诊者处以麻杏石甘汤加化橘红、炒苏子等，按儿科惯例，用药减量，麻黄0.9克，生石膏9克，尽两剂，咳喘未平。复诊时叶老指出：此非药不对证，唯药量嫌轻耳。原方倍量，服两剂而瘥。事后叶老又进一步分析：小儿药量本当与成人有别，但亦需审情度势，灵活掌握。因小儿最畏服药，若药剂过轻，药汁已少，喂服时哭闹，浪费近半；服后或又有吐出些许，则下咽者几何？故此患儿药量有时虽与成人相仿，而实则仅得三分之一耳。此深切体会，确属经验之谈。故叶老常告诫后学，为医者，虽有万古经典，良师益友，仍然要靠自己在临床中摸索，在实践中下细功夫。往往有临证理法方药无误，唯用药剂量不足或太过，仍然无济，甚或偾事。

五、以胃为本，依重后天

脾胃为后天之本，气血之源，人之赖以为生者。祖国医学十分重视脾胃在生理病理中的重要意义。叶老临证重视后天之本，治病强调顾护胃气，对《内经》关于“有胃则生，无胃则死”；“得强则生，失强则死”以及后人“人以胃气为本”的理论有深刻的体会。他常风趣地指着自己的中脘说：对此得有几十年的临床实践，方能有所体会。叶老治温病能得心应手，调护胃气是其重要经验之一。如温邪深入阳明，用清上泄下法后，继以“清养胃阴，以撤余邪”。邪在心营厥少，治后“胃气来复，稍思饮食”，系“元神散而复敛”，是“大势由逆转顺”的佳象，可以“养阴（胃阴）扶正以清余邪”。叶老治湿温尤重理脾胃，因湿热腻浊之邪，最为脾阳胃阴所恶。湿热之证，脾胃受碍最为明显。故当湿热蕴郁气分，治用“清热化湿透泄”之后，宜“再以和中健胃，宣化余邪”；湿热化燥入营，经清营透热剂后，亦当“再清余邪，佐以养阴”收功。故凡湿热症，“湿热得化而正虚未复”，常以“调理脾胃善后。”在杂病调治中，尝谓：许多病患，候其脉，虚弱无力；察其色，萎黄不泽；观其舌，淡薄无华，甚或质胖而边带齿痕；问其症，头晕乏力，食纳不振，口淡不渴，这样的证候，常欲投补，但忽略中脘有否痞闷，有否饱满，或有无痰嗽，或有无叹息哈欠，随手进补，往往补而无益。盖补法仅用于不足之候，所谓“虚者补之。”有余之证不用补法，虚中挟实者又不能纯用补法，如心下有水气不能补，痰饮滞中不受补，肝脾不和宜补，必先以泻心汤、温胆汤等稍和之，待中焦气畅邪去，而后续进补益，其效乃著。同时，运用补法，注意循序渐进，补中寓疏，不以蛮补呆补为能事。综上所述，叶老临床重视后天脾胃为本，时时以顾护胃气为原则，既渊源于《内经》等古典理论，又是崇尚脾胃学说的实际体现。

治疗经验选介

叶老临床经验宏富。诊治外感热病，屡起垂危；治疗内科杂病，效如桴鼓；对妇科病症的治疗也多特色。兹择要介绍如下：

治疗外感热病的经验

叶老对外感热病临床辨证与治疗不仅有丰富的实践经验，而且见解独到。初步归纳如下几个方面：

一、辨证卫气营血与六经、三焦相结合

中医治病的成败，关键在于辨证。温热时病，来势急骤，变化多。其治疗之难，既难于用药，更难于识证。叶老治热病，博采众长，既宗仲景，又法叶派，辨证常以六经和三焦、卫气营血理论相结合，合伤寒、温病学说为一体而取长补短，互为提高。叶老认为，古谓之伤寒与今称之温病，皆四时外感之热病。《内经》“今夫热病者，皆伤寒之类也”，从理论上奠定了伤寒、温病一体的基础。所谓伤寒和温病，只不过因地域、气候和人体素质的不同，而见有不同的证候表现而已。伤寒温病虽病名不一，学说体系各异，但学术上各有千秋。伤寒以六经分表里，温病以卫气营血、三焦察深浅、别进退，皆总结归纳了外感热病的传变途径和变化规律，为治疗提供依据。其间并无矛盾，更无孰是孰非之争。故叶天士曾有“其病有类伤寒”和“辨卫气营血虽与伤寒同”的论述。叶老在临床中参合伤寒、温病学说，融六经辨证与卫气营血、三焦辨证为一炉，使疾病表里、深浅、虚实病机清楚明晰，为施治提供了可靠的病理依据。正如吴鞠通在《温病条辨》凡例中说的“《伤寒论》六经由表入里，由浅入深，须横看；本论论三焦由上及下，亦由浅入深，须竖看，与《伤寒论》对待文字，有一纵一横之妙。学者诚能合二书而细心体察，自无难识之证。”

综观叶老温热病验案，辨证明晰是其取得成效的重要经验之一。而这种慎思明辨的关键，就在善于将伤寒、温病等多种外感热病的辨证方法作出有机的结合。如对湿温症“微寒身热，胸次塞闷，咳嗽多痰，不思纳谷，时时欲呕”者，断病因为“浊邪犯于清旷”，“蕴湿留于中焦”，析病机则是“温邪挟湿，困于太阴阳明”，故施治则当“宣畅气机，清除湿热”，用药既散太阳之表，又化阳明之浊，表里双解而使“热减咳稀。”又如温病“神识昏迷，手足瘛疭，颧红面赤，脉来细数，似丝无神，舌紫绛，苔燥黑如龟壳，齿龈衄血”之邪入营血重症，断其病因病机“乃伏邪不得从阳分而解，内陷厥少二经而阴液涸竭，虚阳浮越。”湿邪气分不解，深入营血，邪热鸱张久羁，阴液倍伤，一则心营受劫而邪陷心包，甚或神昧动血；一则肝肾告竭而风动木摇，甚则热深痉厥。此案下焦厥少枯竭，下虚上脱，法宜滋填潜摄。故治拟三甲复脉加减，养肝肾之阴液，潜浮越之亢阳，佐宣窍以达余邪。

二、施治因势利导必伏其所主

《内经》论治则有“必伏其所主，而先其所因”的训示。叶老对温热病的辨证，必先明其病位、病性、病势而“先其所因”，施治则必在“伏其所主”上下功夫。其具体做法是把握病程阶段，掌握循序渐进。概其规律，一般分表里深浅三个阶段而治之。

（一）邪在上焦表卫，治用辛凉开透

热病初起，温邪从外自上而入，首先犯肺，肺合皮毛，病必始于表卫，叶老认为除非患者素体本虚，或为药物所误，温邪可乘机入里，或迅速逆传心营而内陷，在表之邪最主要的是使邪有出路，故常用辛凉宣透等法，使邪从汗解。亦即《内经》所谓“在表者汗而解之”之意。辛凉平剂银翘散疏风散热、辛凉轻解，最为叶老所习用。所谓平剂，取其辛凉轻散，而非寒凉骤进。因肺位最高，表分最浅，药重易过病所。有悖于“治上焦如羽，非轻不举。”寒凉之品，其性阴凝，易遇表邪而致闭门留寇，也非透泄之本意。若咳嗽则加桑叶、杏仁、前胡、枇杷叶等以宣肺；挟暑兼湿则加桑叶、滑石、青蒿、芦根等清暑利湿。虽有因“日间冒暑受热，夜来露宿感凉……暑为表寒所遏，阳气不得伸越”者，而用辛香疏表之品，如苏叶、防风、银花、青蒿、藿香、佩兰、蔓荆子等微散之，谨防辛温劫烁卫津。

温病湿热阳邪，其性燥烈，最易耗津伤液。叶老治温病，一开始就十分重视保津护液。在表运用透法，慎防过汗，重伤津液，而且常于辛凉轻散之中佐以甘苦凉润之品。如天花粉、知母等，顾肺胃之津，冀其扶正以达邪，更防温邪之传里。盖病邪之内传外达，虽与药物的作用有关，更关系到人体的内在环境。太阳表卫之邪之所以得以传入阳明之里，多由于病体阳明胃津本伤故也。《伤寒论·辨阳明病脉证并治法》说：“何缘得阳明病？太阳病若发汗，若下，若利小便，此亡津液，胃中干燥，因转属阳明。”故“胃中干燥，加之蓄热”是太阳表证传属阳明里证之根本病机。叶老深得仲景之心，治在表卫之证，即预顾阳明之津，先安未受邪之地，则温邪得以外达而不致内传也。

（二）邪在中焦气分，法以寒凉清泄

温邪卫分未解，趋里入气，以致里热壅盛。气分病温以实热为主，叶老遵《内经》“热者寒之”、“实者泻之”和叶天士“到气才可清气”，法以寒凉清泄。邪弥气分，其势已甚，且变证丛生，仿吴鞠通“温邪之热，与阳明之热相搏，故但恶热也，或用白虎，或用承气”，于“邪热蕴蒸阳明，汗出壮热不退，渴欲冷饮，面红耳赤，舌红苔黄，脉来滑数”之者，治以辛凉重剂白虎汤加味。苔黄，热已深；渴甚，津已伤；大汗，热逼津液；面赤，火炎上；恶热则为邪欲出而未遂。故“非虎啸风生，金飚退热，而又能保津液不可。”对“阳明腑实，壮热神昏谵语，不大便”者，治以承气汤加味，冀其苦泄以去实，咸寒以泻热。更有寒热纷争，头疼目眩，耳聋，胸闷作呕，气分之邪留连三焦者，叶老结合伤寒少阳辨证，又宗《温热论》“和解表里之半，分消上下之势”立法，仿王孟英“若风温流连气分，但宜展气以轻清，如栀、芩、蒌、苇等味”；“分消上下之势者，以杏仁开上，厚朴宣中，茯苓导下”；“或其人素有痰饮者，故温胆汤亦可用”之治，温热以蒿芩清胆之类和解之，湿热用三仁、温胆之属分消之。仲景治伤寒，柴胡为和解少阳之主剂。叶老对湿温蕴滞膜原三焦，也以柴胡为运枢达腠之要药。或成柴葛连前煎加减，或合蒿梗、夏枯草、佩兰等和解宣化之品，常取得理想疗效。由清代医家成形的温病学派在诊治急性热病方面有巨大的贡献，但叶氏等治湿温、伏暑，力忌柴葛。近代医家陈存仁、秦伯未等对应用柴胡治疗湿热症则又有所发展。如陈存仁《湿温伤寒手册》指出："清代医家忌麻、桂、姜、辛甚是，忌柴葛则非。"认为"时方家对湿温不主张用柴胡，但在寒热起伏时期及缠绵时期，则不失为疏解的主药。"秦伯未也说："柴胡一药在湿温伤寒病中占有重要的地位和收有良好的效果。"叶老治湿温，善用柴胡，也可谓是这种发展中的一个组成部分。

温病气分证治，或清、或泄、或和、或消，总以清除里邪为目的。故辛寒泻火、苦辛降泄、辛平甘苦之剂时为叶老所习用。邪结气分，叶老虽用苦泄下夺，但慎用苦寒燥烈。查叶老验案，阳明腑实之证，常用大承气清热荡积，然苦寒之品用量甚轻，咸润之味用之独重。颇合《温病条辨》关于"阳明燥症，里实而坚，……已从热化，下之以苦寒"之治和"温病燥热，欲解燥者，先滋其干，不可纯用苦寒也。服之反燥甚"之戒。苦虽能除火，但苦味入心，其化以燥。温病恣用苦寒多致津液干涸不救，此正吴氏所谓"化气比本气更烈"之故也。所以叶老治阳明燥结，用大承气汤釜底抽薪，只轻取大黄、枳、朴之苦以下之，而重用元明粉之咸以润之。且当燥结下夺，大腑见通，则苦寒不复再用，而转手增入甘苦生津之品，用心亦极明显。又当气分热势鸱张，津液已伤的情况下，甘寒生津、甘苦化阴也在所必用。叶老拟用甘味护津，切忌滋腻呆滞，以免阴凝恋邪，或资邪热而助痰浊，甚则热漫神蒙。故用以护津者，鲜石斛、鲜芦根、天花粉、肥知母之类，而生地黄、麦冬、元参等养阴滋腻者用之又慎。也遵叶天士治气分病"慎勿用血药，以滋腻难散"之嘱。

（三）邪入下焦营血，治宜咸寒填摄

邪热深入营血，病热既重且危。盖邪陷心营，神明失主，主不明则十二官皆危；热极生风，风动木摇，元神散脱；温邪久羁，吸尽西江，肝肾告竭，此皆危象也。下焦营血温病，往往险象毕露，刻不容缓。叶老临危不惧，每能把握标本虚实关键，或咸寒救液以除热，或介类潜阳以镇静，或芳香搜邪以开窍，多能取得显著的疗效。

营血病温，凡患体壮实，身热神昏，或神倦嗜睡，时有谵语，舌绛苔黄、脉细数，系温邪陷入心包。正如叶天士《三时伏气外感篇》所说的“此手太阴气分先病，失治则入手厥阴心包络，血分亦伤。”叶老遵《内经》“热淫于内，治以咸寒，佐以甘苦”之旨，治以咸寒甘苦之清营汤、清心汤以及安宫牛黄或局方至宝等清营达邪，或气营两清。清营、清宫以元参、犀角、连翘、麦冬、生地黄为主药。热扰心营，神昏谵语，属水不足而火有余，且又每挟秽浊。离以坎为体。元参苦咸属水，补离中之虚；犀角灵属味咸，辟秽解毒，善通心气，色黑补水，亦补离中之虚，故此二物为两方之君药。牛黄丸、至宝丹，《温病条辨》谓其“芳香化秽而利诸窍，咸寒保肾水而安心体，苦寒通火腑而泻心用”；“皆能补心体，通心用，除邪秽，解热结”，颇有拨乱反正之功。邪陷心包营血，神昏谵语是主症；燥结阳明气分，谵语神昧亦是主要症状之一。其病状虽同而证候各异。一者邪入心营、心主神明直受其扰；一者阳明燥热不为下夺，而上灼心主（《灵枢·经脉别论》：“足阳明之正，上至髀，入于腹里，属胃，散之脾，上通于心。”阳明之络与心包络密切相关）。前者以清营搜邪开窍为治，后者宜泄热通腑宁神为先。辨之之法，叶老每以实、热、燥、结为据，临床遇神昧谵语者，兼有“大便秘结”、“或旬日不大便”、“口气臭秽”、“舌苔黄糙”，必以阳明温病论治。此亦叶老治高热谵语的主要经验之一。

温邪深入下焦，叶老认为多由禀质素虚，或肝肾先伤为基因。因其正虚而邪盛，邪热得以迅速内陷厥少二经，而呈现阴液涸竭，虚阳浮越，神识昏迷，面赤颧红等危症。叶老宗吴鞠通“热邪深入，或在少阴，或在厥阴，均宜复脉”之论，每以加减复脉合至宝、紫雪“养阴潜阳、宣窍达邪。”下焦厥少温病，由温邪久羁中焦气分发展演变而来，其病多由燥热灼伤肾水。又少阴藏精，厥阴必待少阴精足而后能生。故二经均可主以复脉者，乙癸同源也。仲景复脉汤，本为治疗“脉结代、心动悸”之阴阳气血皆不足者。用人参、甘草、大枣补不足之气；桂枝、生姜辛甘发散益阳；麻仁、阿胶通心。现转用治疗伤于温之“阳亢阴竭”者，故必去参、桂、姜、枣之助阳，而倍芍药收三阴之阴。复入咸寒介类，牡蛎既能存阴，又涩大便，复阴之中，预防泄阴之弊；鳖甲蠕动之物，入肝经至阴之分，既能养阴，又能入络搜邪而潜阳镇痉；合龟甲镇肾气、补任脉、通阴维，则育阴潜阳，“使阴阳交纽，厥不可作。”若见“阴液大伤，内风鸱张，两手颤动”，少阳阴虚阳亢，厥阴肝风肆虐，表现出少阴水亏不能涵木，导致厥阴木旺、由肾及肝的病理机制，叶老必以大定风珠大队浓浊镇阴塞隙，介属潜阳镇定，复入鸡子黄一味，“从足太阳下安足三阴，上济手三阴，使上下交合，阴得安其位，斯阳可立根基，俾使阴阳有眷属一家之义，庶不可致绝脱。”遇有阴竭而阳亦欲脱者，又于加减复脉汤，或大小定风珠中加入移山参、别直参大补元气、益气救脱，共凑育阴扶正驱邪之效。

三、把握扶正祛邪以顾护胃气为首务

温病燥热之邪，伤人气阴最烈。故温热家治病每以祛邪救阴为急务，所谓“留得一分津液，便有一分生机。”叶天士说：温邪“不燥胃津，必耗肾液”，必以胃津肾液为甚，而且胃津的损伤又是首当其冲。叶老治温病遵循叶天士“救阴不在血，而在津与汗”，扶正救阴十分注重胃津，临床治疗刻刻不忘护胃生津。且“人之气阴，依胃为养。”临床常以胃气的虚实损复作为治疗热病和预判机转的关键。

纵观叶老治温病案，每以胃津胃气的来复作为邪却病退、病去正复的标志。如案有“高热得减，面红已除，舌苔黄燥转润……津液已有来复之渐”；“胃气初见来复，元神散而复敛。”脾胃为后天之本。人之病患，有胃气则生，无胃气则死。故病中胃气受损，疾病益进，病虽轻有转重之虑；而胃气得复，病虽重亦有转愈之机，无后顾之忧。叶老又认为，凡病虽去而胃气未复，则也不可大意。如湿温“湿去热减，胸闷肢酸亦除，唯胃气未复”病未瘥痊，“仍须和中舒胃为治。”盖胃气未复，正气无本，病情时有反复之可能。在这种情况下，叶老往往以“顾其胃先苏其困，令得谷食以助元气”为治，扶持正气以杜病复之根。

叶老治热病重视顾护胃气胃津，还体现在病程的各个阶段，贯穿在温病的始末。如邪在表卫，治以辛凉轻解，防过汗伤津，且每于凉散剂中加入天花粉、知母、鲜芦根，以护肺胃已伤未伤之津液；当邪入气分，治以清上泄下，未待热尽腑净、邪退阴伤，即续以人参白虎，或承气加鲜石斛、麦冬、天花粉等“清养胃阴，以撤余邪。”阳明者水谷之海，气血之乡。阳明热盛或燥结，化源必受其扰，气阴备受其伤。且中焦燥热津涸，必灼吸下焦肾精。故叶老特别强调气分邪热积滞，治用清邪兼以益胃的临床意义，俾抑阳存阴，使化源不绝，则病体得以康复。而当邪陷下焦，深扰厥少，热邪鸱张，热已燎原，或正虚邪盛者，更于三甲复脉，或大小定风珠中加入西洋参、鲜石斛、生地黄等育阴潜阳、助益胃气。特别是遇有温病伏痰，痰热互结，且深扰心营，有内闭外脱之虑者，必以至宝、胆星、菖蒲等豁痰开窍，加西洋参、川贝母、原麦冬、鲜芦根等，既无辛散或滋腻之弊，又能固脱开闭而两全。热病后期，热退“邪去八九”，宗吴氏治法，培植后天生生之本，用复脉汤加人参（或太子参）助胃气、复阴血以收功。

附：治疗湿温的经验

湿温是外感热病之中较为缠绵难愈的一类病证，叶老对此有其独到的辨证治疗经验。

一、注重病邪的特性和湿热的偏胜

湿温系由湿、热二邪相搏而成，由于湿为阴邪，其性黏腻，淹滞难化的特殊性质和“湿遏热伏，热在湿中”的病理特点，构成湿温之证在证候变化和病机演变方面起病缓、病程长、变证多而缠绵难愈等种种特征。湿邪黏滞，易损人阳气，若湿与热合，互相搏结，则易化热化燥、耗津伤液。故叶老治湿温十分强调湿热的多少，鉴别湿重于热、热重于湿、湿热并重和湿热化燥与否。湿重者，以除湿化浊为首务，仿吴鞠通“气化则湿化”，主张清热必先化湿，化湿必先调气。热重于湿，特别是湿热化燥，遵吴氏“化气比本气更烈”之说，力以清热渗湿，生津润燥为治。

二、辨苔舌便瘖有独到见地

叶老对湿温的辨证，常以三焦为基础，结合六经和卫气营血的分类方法，特别注意对舌苔、二便与白瘖的观察，据此以判断湿热之轻重、邪正之消长和病势的进退，作为立法处方的依据。

(一) 辨舌苔

舌象对湿温的辨证至关重要。邪在卫气、上中焦时，重在舌苔的变化，一到气营或营血则重舌质的变化。例如湿温初起见薄白、白腻或白滑之苔，为湿重热轻；白苔转为黄滑或黄腻，则为湿热互蕴；若黄腻而燥或糙，必是湿热化燥之兆。进一步结合问诊，如渴饮与否？喜热饮抑或喜冷饮；以及口味之淡、苦、涩等以辨别湿热的偏胜。察舌质的变化，常以红、绛、光、裂和燥润来区分热炽化燥、耗津伤液的程度与邪入气营或营血。特别从舌诊判别湿温和温热之邪在中焦或下焦有独到的经验，叶老指出：湿温之邪内蕴，每见舌色尖边绛红，上罩黄腻之苔，此属中焦之候，而非营分之热。若伏温初发，热郁营分，新感束表，尖边绛，苔必薄白。若温热初起，营阴素虚而将逆传，亦见尖边舌绛而苔薄白。上焦湿温不解，郁蒸传入中焦，亦见尖边绛红之舌，其上必被黄腻之苔。治疗当予分消，若误作营热而投凉润，反致壅遏，酿成它变。

（二）辨小便

叶老认为，小便的变化在湿温的辨证上，尤其是邪入中焦以后，很有参考价值。凡小溲色赤质混量少，甚则涓滴不利，此乃湿无出路，势必酝酿助热而邪势愈炽。即使服药汗出，身热稍减，亦常未几复炽。必待尿量增多，色淡质清，方属湿由下泄，热自里清，湿热分消。叶天士说："热病救阴犹易，通阳最难，救阴不在血，而在津与汗；通阳不在温，而在利小便。"叶老每据小溲色与量的变化，判断病邪的消长进退，予以治疗。

（三）辨大便

叶天士曾谓："湿温病大便溏为邪未尽，必大便硬，慎不可再攻也，以粪燥为无湿。"乃指湿温邪退症减，以判断湿邪已尽未尽而言。叶老更注意大便的溏燥变化，判断湿热是否化燥灼津。盖湿病者，小便不利，大便反快。湿热蕴结，未从燥化，每见大便溏而秽浊，或如痢下，宜黄芩汤之属清之。若湿从热化，耗津灼液，燥热内积，往往大便秘结，脘腹痞满，口气秽浊，脉来沉实，舌苔焦黄燥厚，证与阳明腑实相似，治用朴黄丸加减下之。

（四）辨白㾦

叶老常曰：白㾦系太阴（脾）湿热之邪与阳明（胃）腐谷之气相合而成。湿温见㾦，已非轻浅之证，多属中焦之候。故又曰：见㾦者其邪必盛，㾦出者病乃渐解。中焦湿热需借上焦肺气之宣透得以化㾦处达，故凡肺之气化、邪之轻重、正气之强弱，都是决定白㾦的明晦、疏密、粗细，以及能否顺利外透的重要因素。阳明燥热多战汗而解，中焦湿温常化㾦而愈。战汗与化㾦都是里邪外达的良好转归。唯战汗多一战而轻，或再战而痊。湿温白痦外透常一日数潮，连透数日。随着痦点一再外透，身热渐减，病情渐爽，证情逐日好转。若痦出不彻又诸证不减者，多属里邪壅遏过盛，一时难以透泄，必然胸宇窒闷，懊侬不安，势将内闭，亟宜因势利导，疏解肺卫，使痦随汗透而渐愈。湿温见痦，始则见于胸项，粒少而疏，继则渐多渐密，遍及项背，或达四肢，方属邪透之兆。抑或痦点粒小而疏，仅见于胸次，兼见神倦、嗜卧、脉数无力等症者，多系正虚邪实，津气不足，无力达邪。若痦点过粗过密，兼见胸闷、躁烦、寤寐不安，口气秽浊，或便闭多日，或溏泻如痢，乃属里邪壅盛，出入升降之机窒塞，恐有昏昧痉厥之变。也有痦出不彻，胸宇痞闷，神倦嗜卧，渴不喜饮，便溏溲赤者，多属热为湿遏，气化不利，肺失宣泄之故。以上数则都是叶老的辨痦要点。

三、用药以宣化渗清为大法

湿温者，以邪从外透为顺，内陷入里为逆。上焦湿温治宜宣肺透表，达邪外出；中焦湿温亦以清热化湿，分消开泄为治；若邪从燥化陷入营分，尚可清营透热，转气外出。盖热在湿中，徒清不应；欲清其热，必化其湿，俾气行湿除，热势方孤。故叶老治疗湿温常投苦辛淡渗之品，以宣肺、化气、渗湿、清热为大法。

（一）宣肺透表

常用豆卷、柴胡、葛根、蝉衣、芫荽子、牛蒡子、杏仁、淡豆豉、桑叶等。豆卷解太阳之表，治发热、恶寒、无汗者；柴胡解少阳之表，治寒热，自汗、口苦者；葛根解阳明之表，治壮热、无汗、不恶寒、渴饮或微恶风者。蝉衣、芫荽、牛蒡子宣肺透痦；牛蒡子、杏仁合前胡、橘红、贝母肃肺疗咳；豆豉配山栀解表清里以治懊侬不安。

（二）化浊开闭

常用郁金、鲜石菖蒲、连翘心、蔻仁、藿香、佩兰、安宫牛黄丸、牛黄至宝丹、紫雪丹等。菖蒲、郁金、连翘心味苦辛、气芳香，功能化浊开窍治神昏。叶老每用上药合安宫牛黄丸治湿温化燥或温热症邪入心包；合紫雪丹疗湿温痰热内闭之神昏；或合牛黄至宝丹治热多湿少而神识时昧时清。菖蒲、郁金、蔻仁、佩兰亦治湿浊困阻之胸脘痞闷；蔻仁、菖蒲合杏仁、苡仁宣散上焦湿热，治中焦湿温之湿多于热、肺胃气窒而痞出不彻者。

（三）淡渗除湿

常用苡仁、滑石、芦根、竹叶、茯苓、通草等。湿重热轻常用滑石、茯苓，或加猪苓、泽泻以渗利；湿热并重每投苡仁、滑石、竹叶、芦根合连翘、黄芩两清之；若湿从热化，归属阳明而热结胃肠者，亦参入少量竹叶、茯苓于泄热荡积剂中以除未尽之湿。一旦湿热化燥，耗津灼液，陷入心营，则不再用渗利之品，以免劫伤阴液。

（四）清解邪热

常用连翘、黄芩、山栀、银花、知母、石膏、黄连、大黄、鲜生地、丹皮、犀角、羚羊角等，以连翘、黄芩最为常用。连翘苦寒微辛，清中寓散，对于湿温邪在上中下三焦者都宜，若与连翘心同用，功能清心护心，可开热闭神昏。黄芩上清肺热，下清大肠，味苦又能燥湿，合柴胡治湿温化疟，配芍药疗湿热致痢，与滑石同用则能分消湿热。上焦热盛而懊侬者用山栀，邪从燥化或成血痢者用银花，热邪过盛用黄连，热结胃腑用大黄，壮热、汗多、渴饮也酌用知母、石膏。邪陷营血与温热证治法相似，亦常以鲜生地、丹皮合赤芍、元参、麦冬之类清营凉血，或加犀角治血，或佐羚羊、钩藤、玳瑁止痉。若证已透热转气，则或两解表里以宣肺透痦，或增液濡燥以扶正祛邪。温热用泻常佐清润之品，湿温用泻每参调气渗湿，泻后往往结热虽逐而湿热未清，每根据湿热孰轻孰重，或投开逐，或用清化而两解之。叶老对于湿温泻后的治疗十分重视，其病机与症候的变化比之温热证更为复杂，故治法也更多变化，用清热药更为谨慎，尤恐表遏卫阳，里伤中阳，反致阳弱而湿无以化，气阻则痦难以透。特别对邪入中焦，壮热多日，有汗不解，胸闷心烦，舌红苔黄者，因其势将化痦，或值白痦渐透之际，必须宣肺透表，因势利导，切忌过用寒凉，以免遏阻外透之机，叶老治这类高热患者常以轻开淡渗微苦之剂，黄芩、连翘用量不过 9 克而已。

此外，湿温应用扶正补虚亦有特色，常用天花粉、石斛、细生地、元参、麦冬，以及西洋参、别直参、北路太子参等清补之。邪入中焦而津气已伤者，酌加甘寒凉润之品，且善用石斛。如湿热俱盛或致痢下者用鲜扁石斛，热多湿少大便不溏者用鲜石斛；邪盛正虚，津气不足者用藿山石斛；病后调养，胃阴不足者用川石斛。以上又常与天花粉同用，生胃津、润胃燥。中焦湿热壅盛，正气大伤，无能达邪外出，以致痦出不畅者，仿吴氏露姜饮法，用别直参浓煎滴姜汁少些，或与西洋参合用，或以北路太子参代之，急急扶正达邪，以防内闭。邪入下焦已经化燥，用厚味滋养，则与温热证治法相同，兹不赘述。

治疗痰饮的经验

叶老论治痰饮，法取仲景而能灵活变通，疗效卓著。

一、探求病因，明察根本

痰饮的成因，历代医家论述甚多。由于有浓而稠、清而稀等临床症候不同，故病机迥异。咳嗽多病，气逆喘息之病症，多属饮病。《金匮》"夫病痰饮者，当以温药和之"之论，以及苓桂术甘汤、肾气丸之治，指出饮为阴邪，得阳始化，并将痰饮之成因归咎于脾肾阳气之不足。叶天士在仲景论痰饮的基础上，提出了"脾阳虚者为外饮，肾阳虚者为内饮"的论点，进一步将痰饮的病因病机作了分类。叶老宗仲景、天士之说，亦指出："脾主运化，饮食于中，全赖脾土之蒸化转运，而脾阳又赖于肾阳之温煦。肾阳不足，则火衰不能蒸土，土虚不能化物，以致水谷难化精微，而化痰饮。"进一步阐明了痰饮病由脾及肾和由肾及脾的病因病机。脾气健运赖肾阳的温煦，还须赖肝气的疏泄。肝脾不和，脾运失调又是停湿成饮的重要因素。正如叶老说的"木旺必侮土。土郁则水谷不化，湿即化为痰。"此外，"嗜酒多湿，酿痰化饮。"湿阻脾阳也是聚饮成痰的原因之一。更有"年届花甲，命火式微，阳不胜阴，火不敌水"，则"水谷所入亦可化痰成饮"，揭示老年命门火衰、肾气式微，更易罹患饮病。《内经》云："丈夫五八肾气虚……六八阳气衰竭"，阳衰则阴胜，故饮邪易生，饮病易作矣。叶老此说，既合经旨，亦切临床。

二、通阳化饮，法宗长沙

叶老尝曰："水积于阴则为饮，饮凝于阳则为痰。"饮为阴邪，非温不化。故《金匮》立苓桂术甘汤，以桂枝、甘草之辛甘通阳化饮，白术、茯苓之苦淡健中渗湿，俾中阳复振，阴饮自化。叶老治饮病常宗此方而多化裁。凡多年饮病，尤其是老年患者，若见形寒指冷，咳嗽痰稀，舌白脉迟或缓滑者，多用之。但叶老认为，方中白术、甘草虽能健脾和中，终究厌其呆滞，尤其是甘草，味甘性缓，更有满中之弊，所以痰湿重者常减去不用而易之陈、夏。叶老以为痰饮留聚，桂枝、茯苓、半夏三药最为适用。桂枝味辛，能通阳化饮；茯苓淡渗，能健脾利湿；半夏温燥，可燥湿蠲饮，三药相参，切合健脾利湿、温阳化饮宗旨。若饮病而脾虚明显者，配以六君子汤，参苓白术散等健脾化饮；若肝郁气滞，中虚停饮者，宜配用制香附、台乌药、沉香曲、炒枳壳等理气化饮；若中阳不足，寒饮较盛者，当以干姜、细辛助桂枝温运中阳；若饮邪上逆，喘咳气促者，又可与旋覆代赭、苏子降气或葶苈大枣等方相互配合，以降逆化饮。但总不离温药和之宗旨。

三、外饮治脾，内饮治肾

叶老治痰饮，重视脾肾两脏，强调内饮外饮之分。尝云“痰从脾阳不运而生，饮由肾寒水泛而成”；“脾阳虚为外饮，肾阳虚为内饮”；“外饮治脾，内饮治肾”，这些观点，都导源于《金匮》，也多受叶天士的启发。同时还指出外饮、内饮，属脾、属肾，不仅是指病机病位的不同，更表示病情的深浅和轻重。如痰饮初成，脾虚湿滞为患，病浅而轻，为外饮，责之脾运不健；若饮病久发，外湿引动肾水，水泛为饮，病深且重，属内饮，咎之肾阳虚衰。《金匮》设苓桂术甘汤以辛甘通阳、健脾燥湿，虽属健脾通阳化饮，但本方温通有余，健运不足，所以对于痰饮之滞、形瘦体弱、神倦肢重、纳谷不馨、大便溏泻属中阳衰弱，脾运不健明显者，常以本方合六君子汤、参苓白术散、外台茯苓饮或理中汤加减，俾中阳充足，脾胃健运，则饮食不失其度，运行不越其轨，痰饮潜移默化。肾虚水泛为饮，《金匮》治有真武、肾气两法。叶老对饮病兼有气短脉微，畏寒指冷，腰脊酸楚，甚或面浮肢肿，喘逆不能平卧者，亦常用真武汤、肾气丸合黑锡丹温煦下元，利水蠲饮，重镇摄纳，以绝痰饮之根。然饮属阴浊有形之邪，证虽虚而欲补，切忌厚腻黏滞之味。故叶老温肾蠲饮，常取附子、熟地黄、牛膝。熟地黄炒炭，或与砂仁拌捣以去其滋腻；牛膝盐水拌炒，使能入肾填精，纳气归源。同时合用补骨脂，巴戟肉、仙灵脾、胡桃肉等助阳纳肾，或投黑锡丹降逆平喘。配用得当，效如桴鼓。叶老还指出，黑锡丹以硫磺、黑铅为主药，久用则有重坠伤胃、温燥烁液之弊。故只宜暂用而不可久服，用量也不宜过大。常用量为 3 克左右，包煎可增至 12～15 克。若老年饮病久发不止，喘咳频作，动辄气逆，甚则口张息促，额汗如珠，面青肢冷，脉沉而微者，已是下元虚极，真气衰惫，孤阳欲脱之象，急以大剂参附，佐以蛤蚧、五味子、黑锡丹等，峻补下元，扶元镇固，以冀转危为安。

四、痰饮挟感，标本兼顾

仲景治支饮，拟小青龙汤散寒解表，温肺化饮，实为饮病挟感而设。叶老认为，痰饮患者，因“饮邪充斥，淹蔽阳气”，以致“阳不外卫，无能御邪”，所以只要稍一冒寒触风，即可引动伏饮，挟感而发。故对饮病挟感之证，当予散邪化饮，标本同治，方选小青龙汤随病情变化而进退。如对饮病挟感而表寒较甚，营卫失和，形寒指冷显著者，常取桂枝而不用麻黄；若寒邪束闭肺金，咳逆痰不易咯者，则用麻黄而不用桂枝。叶老以为桂枝、麻黄二药虽同属辛温解表之品，但桂枝长于解肌散邪，麻黄善于宣肺散寒，二者同中有异，当按病情而有所区分取舍。又如方中干姜、细辛、五味子，常是三者并用，起到散寒化饮、敛肺平喘的作用，但叶老临床应用，又常根据咳、喘、痰三者的轻重多少而有所增减。咳逆痰咯不畅者，重用干姜、细辛之温散，少用五味子酸收；若气逆较甚，痰伏不多者，又当重用五味之收敛而减姜、辛之辛散。至于外邪郁而化热，出现身热、口渴，咳嗽痰浓，苔黄脉滑数者，又常以小青龙汤加石膏，或用大青龙汤急则治其标，在散寒蠲饮的同时，兼以清热疏表为治。

五、未病先防，预防为重

叶老治痰饮医案，常有“支饮每交春冬受寒而发”，“阳虚痰饮，受寒触风，在春冬两季猛发”，“痰饮……历来秋末冬初，受寒触风即生”等记述，反映饮病的发作，常和季节变化密切相关。叶老又说：“饮为阴邪，能淹蔽阳气，在夏秋尚可，入冬阳微阴长，则阳气不能外卫，触寒受风，最易引发痰饮。”因而悟出对于饮病的治疗，治未病，预防于病发之先也十分重要。《内经》云：“春夏养阳，秋冬养阴。”对阳虚而久病饮者，叶老主张在春夏阳盛季节，趁机培补脾肾之阳气，使阳得阳助，则取效更速，持效更著。此即冬病夏治之法。亦有入冬蛰藏之令及时拟用大剂肾气丸、右归丸、六君子汤、小青龙汤合化之膏方，滋肾健脾，助阳化饮，也可使当年饮病少发或不发。更采用外治预防之法，即嘱患者于隆冬季节，穿着姜汁背心（用生姜汁浸透凉干的棉背心），外可御三九凛冽之风寒，内可扶脾胃式微之中阳，以防范于病患之未发。

治疗胃脘痛的经验

胃脘痛以胃痛脘胀，嘈杂泛恶、纳便不调为主症，多由胃气不和、腑气少运所引起。叶老治胃病，颇有特长。

一、注意胃腑的和降通达

脾胃属土。脾为藏，属太阴而恶湿；胃为腑，属阳明而喜润。故脾为阴土，胃属阳土。经云："五藏者，藏精气而不泻；六腑者，传化物而不藏。"胃属腑，以通为用，以降为和。胃之通降，赖腑阳之温运，亦须有津液之濡润。若有太过不及之变，则通降失司，痛胀等症作矣。叶老认为，阳明通降失司之因有四：

（一）胃火过亢

经曰："诸逆冲上，皆属于火；诸呕吐酸，皆属于热。"胃火杀谷，灼津耗液，胃气不调，通降失司，于是胃病及呕酸、嘈杂、善饥、口干、口苦等症悉由所起。遵热者清之，叶老每用黄连、蒲公英等苦寒以清胃家太过之火，石斛、天花粉、芦根等甘寒以濡阳明不足之液，参入醋制香附、盐水炒娑罗子等疏肝利气，消胀止痛，或加漂淡海螵蛸制酸。若大便干结，小溲短赤，神烦寐劣者，酌加黄芩、大黄，佐生姜、半夏而成苦辛开泄之法，泻心胃之火，复阳明之用。叶老治胃火过旺，重在运枢轴、复升降、调气化，用药遵仲景泻心汤意，阴阳相合，苦辛相济，寒热并用，或反佐取之。

（二）胃阳不足

阳虚生寒，寒性凝泣，气行不畅，腑阳失运，症见胃痛，以及脘胀，嗳噫，呕酸，形寒不渴，痛甚彻背。"寒者温之"，治用桂枝、吴萸、干姜，或选用川椒、荜茇、甘松，加入生姜、制香附、娑罗子、威灵仙、姜半夏等温中逐寒，行气和胃。挟湿加制茅术、制川朴、茯苓，挟食加炙鸡金、焦神曲、陈皮；若寒客厥阴之络而兼少腹胀痛，加入天仙藤、台乌药、白檀香之类；呕酸者，舌苔薄白加海螵蛸，舌苔白腻加煅白螺丝壳。方中香附一味，无湿者，用制香附；有湿者用生香附，取其味辛性燥，除胃湿，散结气，更为允治。

（三）脾胃湿滞

湿困中焦，遏阻阳气，胃气不展，失以通降，以致胃痛，伴以脘闷，纳呆，或见呕酸，或吐清涎。叶老认为胃湿之萌，过在脾土。《内经》云："脾者，为胃行其津液。"故凡湿滞胃腑者，常兼纳呆、疲乏、肢软、便溏等脾虚见症。此外，素嗜酒醴之人，每多患此。酒者，质寒性热，胃火旺者从阳化热，成为湿热蕴结之候；中阳虚者从阴化寒，致成湿困腑阳之证。治湿阻中焦者，喜用陈平汤去甘草之满中，常以制茅术、制川朴、炒陈皮、姜半夏、茯苓为主药，寒甚者加桂枝、生姜、干姜；挟热者合黄连、黄芩、干姜，甚者加入炒黄柏、煨草果之苦温以燥之。其他如炒党参、炒白术、清炙草之健脾补虚，木香、香附、甘松之理气止痛，均随证酌情而投。

（四）燥土失润

胃阴不足，肺金失润，肃降力弱，腑气不调，发为胃痛，兼见咽干、恶心、呕吐。治仿叶天士甘寒凉润意，常用沙参、玉竹、石斛、甘草等寒凉濡养，配合银花、蒲公英微苦以清，或加青盐制陈皮、姜竹二青降胃逆，或参枇杷叶，饭蒸霜桑叶以肃肺气。亦有投以枸杞子、白芍等合成酸甘化阴以生胃液。胃属腑阳，以通为用，又常佐入红绿二梅、佛手柑、醋制香附等调气，舒其胃用。

二、重视脏腑间相互影响

叶老根据《内经》"谨守病机，各司其属，有者求因之，无者求之”的理论，分析病机注意脏腑之间的相互影响，认为治疗胃痛，有症之所当求之，无症之处亦当详究，因而对于肝、心、脾、肾以及大肠等脏腑的病机变化尤其注意。

（一）肝木犯胃

肝强横侮其胃，土虚招致木贼，木能克土，此五行乘侮之常。《内经》又曰：“土得木而达。”肝木疏泄适度，脾胃枢运如常。故叶老认为木能克土，亦能疏土。凡木横而克，或木郁不疏，都能影响胃之通降，于是胃脘胀痛，痛及两胁，恶心，呕酸等症悉起。病在胃，治则在肝。常用左金丸合河间金铃子散为主方，以黄连清胃热，川楝子除肝热，吴萸散气结，元胡行血中气滞，苦辛相合，寒热并用。通过药量之轻重配伍，或以降为通，或开中寓泄。又“肝苦急，急食甘以缓之；肝欲散，急食辛以散之，以辛补之，以酸泻之”，善用甘酸相合之芍甘汤与上药相配。此外如当归、枸杞子之养血柔肝，绿梅花、佛手柑之舒肝达木，香附、郁金之利气止痛，夏枯草、石决明之凉肝散结，石斛、天花粉之生津濡燥等等，可随证而投。若气郁太过而痛胀过剧者，加苏合香丸理气止痛；土虚木贼致肝胃不和者，或用四君子汤合芍甘汤两和肝胃。

（二）土虚火衰

心阳衰于上，肾阳虚于下，君相之火不足，不能暖中生土，以致胃阳式微，阴霾窃踞，旷阳不展，腑阳失通，遂见心下疼痛，呕吐清涎，胸闷、心悸、肢冷、畏寒。叶老常曰：寒因虚起，宜补宜温；痛由寒生，宜辛宜通。常用桂枝加附子汤合瓜蒌薤白半夏汤为治，以桂枝、附片护阳祛寒，白芍、甘草缓急止痛，煨姜、红枣调和营卫，瓜蒌、薤白开胸通痹。寒甚者加荜茇、良姜，络闭者加丹参、绛香，脘胀者加天仙藤、娑婆子。总以辛热通阳，宣痹散结为法，俾丽日当空，阴霾自散，则气行痛止。

（三）脾胃同病

脾之与胃，脏腑相合，同属中土而为后天之本。故胃病久而及脾，脾病亦往往累及于胃，以致脾胃俱病，土德不振，升降失调，清浊混淆。经曰：“清气在下，则生飧泄，浊气在上，则生䐜胀。”症见胃部隐痛，脘宇痞满，纳少便溏，肢冷乏力，治疗主张建立中阳以复腑运。用建中汤合理中汤为主，重用炙甘草、炮姜甘缓温中，参入南木香、姜半夏调气和胃，或加清炙芪，炒当归两补气血。叶老治疗胃痛对姜的应用十分讲究，生姜用于和胃止呕，干姜用于温中止痛，炮姜用于暖肾止血。有时取其性，以姜汁拌炒竹茹。有时减其味，用淡姜渣性温味淡以理胃气。用建理汤常以炮姜易干姜，取其色黑入肾，寓补命火以暖中土之意。循法以进，则附片、肉桂等温肾助阳之品，亦酌情选用。

（四）胃肠痞结

胃属足经，大肠属于手经，俱为阳明所隶。且胃肠属腑，皆以通降为用。胃气窒塞于上，则大肠闭壅于下。或大便闭结，腑气不通，则浊气中阻，胃气上逆。出现胃痛，腹胀，恶心，嗳腐，口苦，厌食等症状。叶老按照六腑宜通、胃气当降的特点，治用通腑泄热、降逆和胃的方法，以黄连、大黄为主，泻热结、通腑气，佐入姜夏、瓜蒌、枳实降胃逆、治胸痛。或加木香、香附利气，或用山楂、黑丑消积，或益竹叶、茯苓利湿，或参以芒硝、厚朴助泻。

三、详辨病在气分血分

叶老宗叶天士“初病在气，久病入络”之说，认为胃痛者虽有属虚属实之异，或寒或热之别，在起病之初总属气机痹阻，久之，气病及血，血因气瘀，于是络道不利，气血俱病。故十分注意病在气分血分之辨。凡病入血络者，常见胃痛如刺，久发不已，按之尤剧，或曾呕红，或曾便黑。叶老认为瘀积不消，难拔其根。治疗方法或用失笑散加桃仁、赤芍、花蕊石、制香附活血化瘀，通瘀止痛；或以苏木、归尾、三棱、莪术破积通瘀，推陈致新。挟热者加红藤、丹皮、夏枯草，或制军；挟寒者加炮姜、川椒，桂枝；中焦虚寒者配以理中汤，除党参，改干姜为炮姜，加入红枣与蒲公英。其中炮姜与蒲公英合用，寒热相济，既温经又柔络。气为血帅，气行血行。诸如木香、黄郁金、娑罗子等理气消胀止痛之品均酌情选用。

治疗月经病的经验

叶老擅内科，亦长于妇科，治疗月经病、带下、不孕，以及胎前产后诸症，疗效显著。兹就治疗月经病的经验，简介如下。

一、重脾胃，益气血之源

脾为后天之本，胃为水谷之海。气血生于水谷，水谷盛则血气亦盛，水谷衰则气血亦衰。冲脉所藏之血，自水谷中来，故曰："八脉丽于阳明。"阳明者冲脉之本也。女子以血为本，血者，主于心，藏于肝，其统摄生化则在中焦脾胃。故凡脾胃损伤，中气虚馁，则气血生化不足，冲脉贮注失度，八脉约束无力，奇经失以固摄。若客邪袭入，则经脉痹阻，气血循行失度，于是月事不调。故叶老调治月经，首重脾胃，常从调脾胃，运中州入手，俾枢轴旋运，血气充盈，则太冲脉盛，月事得以时下。选方遣药常宗仲景甘药之例，慎用苦寒、滋腻、酸浊之品，以免遏阻中阳，误伐胃系。若经行愆期，色淡量少，而又拖延时日，淋沥难净，加以面色萎黄，肢软神怠，舌胖苔薄，两脉沉软者，常投归芪建中，或用归脾汤加减，以参、术、甘草补脾虚、复脾统；桂枝、丹参、远志养心血、通心气；当归、白芍、枣仁益肝血、柔肝络。或加杜仲、川断、潼蒺藜温摄奇经，使气壮能够生血，血和自得归经。净后，继以十全大补汤补气血、调冲任，喜用桂、苓、术以健脾土，或配姜、枣以鼓胃气，或佐芍药以调营卫、和气血、舒经脉。若用地黄，必佐砂仁、木香制其腻滞，当归用量较小，或与地黄一起炒炭，以为养血止血之用。川芎系血中气药，走而不守，腹胀腹痛者少量用之，淋沥难净者则不用。他如湿盛者用胃苓之类，除湿满以启中轴；挟痰者以二陈、香附、旋覆花，消积痰而行气血，以治邪郁阳明，气血运行不畅之脘腹满胀，经行愆期，讯前腹痛，经来量少等症。

二、调厥阴，和血脉之机

叶老常曰：月经贵乎如期，血安经水自调。女性易于怫郁，郁则气滞，血亦滞也。又厥阴肝脉绕阴器而循两胁，奇经冲任跷维皆肝胃所隶。故女子以肝为先天，病在冲脉而治在厥阴。叶老调治厥阴详究体用标本。如因木郁不达，气血交阻，月汛愆期不至，经前胸腹闷胀而痛，经行量少而有血块者，每投《局方》逍遥散宣通气血以舒肝用。气有余，毋使守中，故除苓、术、甘草，酌加香附、郁金以疏达。若气郁化火，肝火载血，冲激妄行，以致冲任不守，血海蓄溢无常，每见口苦咽干，神烦寐劣，经讯趋前，胸腹胀痛，量多色紫，常用丹栀逍遥散去苓、术、姜、草，以柴胡疏理为主，合归、芍行气血，配丹、栀散郁火，酌加侧柏、小蓟凉血，夏枯草、川楝子制其肝用。肝气有余，每因肝血不足，故经净之后又投以四物加丹参、香附、路路通之类以为善后调理之法。若因受凉，寒客厥阴，经讯至而不行，小腹拘急冷痛，或经行量少不畅，色暗夹有血块，亦用逍遥散。寒者温之，故去薄荷之凉，加吴萸、小茴香、天仙藤等辛热以通其痹；或用柴胡桂枝法，甚者选用桂枝加桂汤参入干姜、吴萸、乌药、艾叶等辛温大热之剂，治法与寒袭冲任者相似。至于气火升腾，血气亢逆，月经逾期不至，而见鼻衄咯血之倒经者，亟宜降逆顺气，导血下行，柴胡、术、姜已非所宜，常用桃红四物加丹皮、茅根清热，牛膝、降香导下。经后再以六味法调治。

三、理奇经，重月经之本

叶老说：治妇女不究奇经，犹如隔靴搔痒。经曰："女子……二七而天癸至，任脉通，太冲脉盛，月事以时下，故有子。……七七任脉虚，太冲脉衰少，天癸竭，地道不通，故形坏而无子也。”冲脉为月经之本，号为血海，藏十二经之血。加以任脉为之担任，带脉为之约束，跷维为之拥护，督脉为之统摄，是以八脉协调，血气循行有序，月经得以时下。叶老治奇经，法在通补。认为调治奇经，养血应无碍胃之弊，止漏需防寒凉之苦。得奇经康复，血海宁静，则循经荣内，血不淫溢。对于八脉失调，冲任不约，经行先后不齐，经量多少不一，拖延时日，滴沥难净，经后头昏神倦，腰腿酸软者，常用《金匮》胶艾汤温养奇经，摄纳冲任。以阿胶补摄，艾叶升固，归、地补冲任之阴，芍、草缓带脉之急。去川芎加黄芪、蒺藜、枣仁、枸杞子固八脉之气，或佐香附、龙芽草以通济涩，龙骨、牡蛎涩精止漏。经后再以八珍汤调理。若阴虚火旺，冲任皆动，以致月经先期而至，色鲜量多，躁热神烦，失眠多梦者，治以清养通摄，喜用《医学入门》固经丸合《傅青主女科》两地汤加减。以二地、芍药、龟甲固护任脉之阴，壮水制阳，使阳从阴化；黄芩清肺热，黄柏泻相火、润肾燥；香附醋炒，合樗皮一疏一收，配侧柏叶、仙鹤草清热摄血。净后则投归芍地黄调之。

四、逐邪气，保汛事之常

《灵枢·水胀》曰：“寒气客于子门，子门闭塞，气不得通，恶血当泻不泻，衃以留止，日以益大，状如怀子，月事不以时下。”《金匮》亦云：“妇人之病，因虚、积冷、结气，为诸经水断绝。”常见妇女经行受冷，或邪阻胞宫，或寒袭奇经，左右隧道不利，周行气血受阻，以致色青肢冷，小腹急痛，月经受阻。叶老宗“寒者凝泣，温者通”的原则，治以破阴寒，振阳气，调营卫，通经脉。好用仲景桂枝加桂（肉桂）汤上助心阳以通血脉，中温脾阳以逐凝寒，下资肾阳以补命火；合吴茱萸汤暖厥阴、通奇经，酌加艾叶温冲任，暖胞宫，归芎调气血。若肾督阳气素馁，参入炮姜、杜仲、鹿角、黄芪、胡芦巴等通补温摄。如血因寒凝，留积成瘀，气血行涩，症见经行不畅，少腹疼痛，经色暗红而多血块，则用《妇人良方》温经汤，或投《济阴纲目》过期饮，以桃红四物为主，加官桂逐寒，䗪虫破瘀，蓬术散结，香附行气，牛膝达下。地黄阴腻壅滞，常去之。亦有瘀浊内阻，经来腹部剧痛拒按，量少色暗块多，经行腹痛不减，常用《金匮》当归芍药散合失笑散，净后再以十全大补汤调理。叶老治瘀积生热，或热郁奇经而经前腹痛拒按，经期先后不一，经来色紫而稠，经量月月减少，渐至经闭，伴以躁热口干者，每用桃红四物汤合《全生指迷方》中的地黄煎，重用大黄、丹皮、红花、桃仁、归尾、赤芍以泻瘀热，而后继以丹栀逍遥散去术、草，加桃、红调理善后。

叶熙春医案

温　病

风　温

张某　男，30岁。2月。余杭。

身热三月，汗出未解，头痛恶风，咳嗽痰稠，口渴喜饮，脉浮而数，舌苔微黄。时当仲春，厥阴风木行令，风温袭肺，治以辛凉透表。

青连翘8克　黑栀9克　冬桑叶9克　炒牛蒡子6克　淡豆豉8克　荆芥穗5克　知母12克　天花粉9克　杏仁9克（杵）　蜜炙前胡6克　炙橘红5克

二诊：前方服后，身热已退，头痛恶风亦杳，尚有数声咳嗽，脉微数，苔转白薄，再拟清宣肺气。

杏仁9克（杵）　炒牛蒡子9克　桔梗5克　炒枇杷叶12克（包）　浙贝9克　炙前胡6克　知母12克　生甘草3克　淡子芩6克　天花粉9克　炙橘红5克

按：风温上袭于肺，肺合皮毛而主卫表，故症见恶风发热，咳嗽口渴。盖风为阳邪，因而初起即有汗出。治用辛凉透表，此乃正治之法也。

方某　男，40岁。2月。余杭。

恶寒壮热，汗出未解，咳嗽气急，喉间痰声漉漉，胸部隐痛，脉滑数，苔白腻，根微黄。风温夹痰，热不速解，有化燥之虑。

青连翘9克　杏仁9克（杵）　淡豆豉5克　鲜石斛9克（劈，先煎）　桑叶6克　桔梗2.4克　天花粉5克　浙贝9克　枳壳2.4克　炒枇杷叶12克（包）　陈皮5克

二诊：服前方后，痰热未清，咳嗽胸痛，口渴索饮，更衣秘结，脉滑数，苔根黄腻。痰热相并，交阻肺胃，再拟前方佐以润下。

青连翘9克　鲜扁石斛9克（劈，先煎）　杏仁9克（杵）　全瓜蒌24克　桃仁3克（杵）　郁李仁24克（杵）　元参12克　橘络红各5克　丹皮5克　生蛤壳15克（杵）　浙贝9克

三诊：壮热悉退，大便亦下，虽不化燥，津液未还，脉滑，苔白。太阴郁热已解，阳明秽浊得行，尚有小咳胸痛，乃余热未清耳。

杏仁9克（杵）　川贝6克　桃仁2.4克（杵）　冬瓜仁12克　知母6克　生蛤壳15克（杵）　天花粉6克　生粉草1.5克　麻仁9克（杵）　蜜炙橘红5克　茯神15克

按：此为风温痰热交阻肺胃之证，有形之痰浊与无形之热邪互结于中，气机被阻，因而咳逆胸痛，燥渴便秘，汗出热亦不衰。初用清宣开泄未逮，继以凉润导下，浊滞尽去，郁热亦随之而解。

单某　女，28岁。2月。杭州。

产后十日，恶露已净，感受风温，突发壮热，见汗不解，咳嗽痰稠，气急烦渴，红疹隐隐。昨晚起神志昏迷，两手抽搐，舌绛而燥，脉弦数。为产后新虚，无力御外，温邪由表转里，由气入营，且动内风，亟宜清营泄热息风为治。

牛黄至宝丹1粒（先化吞）　带心连翘12克　黑山栀9克　元参9克　川贝9克　天花粉9克　鲜芦根60克（去节）　鲜

竹叶卷心30支　双钩12克　炙前胡6克　杏仁9克（杵）

二诊：壮热得减，神识已清，抽搐亦定，疹点隐回，夜来寐安，而咳嗽痰多，渴欲喜饮，脉细数，舌绛，苔薄黄，温邪已有外达之渐矣。

青连翘12克　银花9克　淡子芩5克　知母9克　天花粉12克　鲜芦根24克（去节）　淡竹叶8克　炒大力子6克　炒枇杷叶12克（包）　杏仁9克（杵）　炙前胡6克

三诊：温邪留恋气营，昨日红疹又现，咳嗽尚频，痰稠胸痛，脉细数，苔薄黄，原法增损续进。

青连翘12克　银花9克　嫩紫草9克　丹皮5克　鲜芦根24克（去节）　生甘草2.4克　淡竹叶24克　炙桔梗5克　橘红5克　炒枇杷叶12克（包）　炙前胡6克

四诊：疹已默消，咳嗽亦稀，余热尽退，脉转缓滑，而痰多胸痛如故，再清余邪。

川贝粉3克（研吞）　杏仁9克（杵）　炒大力子9克　银花9克　桔梗5克　生甘草2.1克　炙前胡6克　生蛤壳18克（杵）　炒枇杷叶12克（包）　陈芦根21克　化橘红5克

按：患者感受温邪，未从外解，而迅即由表转里，由气入营，见有神昏、抽搐、舌绛而燥，谅由正不胜邪，病邪速进而内陷，故用清营泄热之剂推邪外出，不使正伤，此为急则治标之法。至红疹回而复现，乃温邪介于气营之间，血分郁热未清，三诊中加紫草、丹皮等，即是斯意。叶老对本病明辨本虚标实，治标急于治本，庶乎应手奏效也。

蒋某　男，24岁。3月。临安。

时值春令，农事方兴，日前跋踄崎岖，冒雨淋湿，至夜恶寒身热，头昏而痛，咳嗽频频，口渴不喜多饮，胸次塞闷，大便溏薄，小溲短赤。自服午时茶，汗出热仍不解，按之脉象濡数，舌苔白腻满布，乃风温夹湿，治拟辛凉合渗湿。

淡豆豉9克　黑山栀9克　淡子芩6克　粉葛根6克　浙

贝9克　炙前胡6克　赤苓12克　生苡仁12克　制苍术6克　陈皮3克　炒神曲6克（包）

二诊：前药服二剂后，身热减退，胸次已宽，小溲清长，大便亦不溏薄，而独咳嗽未已，脉象微数，舌苔白薄，为湿去热减，肺气未宣，再拟宣肺降气，并清余热。

炒枇杷叶12克（包）　前胡6克　浙贝母12克　桔梗3克　炙橘红5克　云苓12克　生甘草2.4克　天花粉9克　淡竹茹6克　淡子芩5克　苡仁12克

按：风温夹湿，法用辛凉解表合淡渗化湿者，以冀微微汗出，俾使风湿俱去，效麻黄加术汤意也。

春　温

蒋某　男，18岁。3月。余杭。

春温壮热一候未解，烦躁不安，渴喜多饮，而赤口臭，舌唇焦燥，时有谵语，不思纳谷，大便八日未落，曾服辛凉之剂未效。脉象滑数，舌苔黄糙而燥，阳明腑实之证毕现，拟凉膈散化裁，以符清上泄下之意。

青连翘9克　黑栀9克　淡子芩6克　知母12克　生锦纹6克　元明粉5克（冲）　全瓜蒌9克　炒枳壳5克　天花粉6克　生甘草2.4克　原干扁石斛9克（劈，先煎）

二诊：前方服后，今晨便下燥矢甚多，壮热略减，已能安寐，唇舌之燥不若前甚。脉数苔黄，阳明腑实虽清，而经热未解，久热阴液被劫，再拟养阴清热继之。

生石膏30克（杵，先煎）　知母9克　西洋参6克（先煎）　原干扁石斛9克（劈，先煎）　天花粉9克　鲜生地24克　青连翘9克　淡子芩5克　生甘草2.4克　川贝9克　全瓜蒌12克

三诊：服人参白虎加减，身热顿减，渐思纳谷，舌苔薄黄，脉见小数，伏邪已得外达，再拟清养胃阴，以撤余邪。

太子参6克（先煎） 原干扁石斛9克（劈，先煎） 知母12克 生石膏24克（杵，先煎） 鲜生地24克 淡子芩5克 青连翘9克 生甘草1.5克 冬瓜仁12克 川贝5克 云苓9克

前方进2剂，身热尽退，后以原方去淡子芩、石膏，加麦芽，续服二三剂，渐次而愈。

按：春温邪热郁于胸膈，中焦燥实已具，方用凉膈散，翘栀清其无形之热，硝黄荡其有质之垢，乃清上泄下之法。服后阳明腑实得清，而经热未解，阴液又伤，故续用白虎加西洋参、石斛、鲜生地等养阴清热，以肃余邪。

毕某 男，45岁。2月。昌化。

禀体素虚，且有淋患，肝肾之阴先伤，又得春温。初时微寒，以后壮热无汗，烦躁不安，耳聋目糊，口渴喜饮。昨夜起神识昏迷，手足瘛疭，颧红面赤，脉来细数，似丝无神，舌紫绛，苔燥黑如龟壳，齿龈衄血。病乃伏邪不得从阳分而解，内陷厥少二经，阴液涸竭，虚阳浮越。温病到此，既笃且极矣。亟拟养阴潜阳，宣窍达邪。

吉林人参5克（先煎） 麦冬12克 元参心12克 大生地24克 紫丹参24克 阿胶24克 生白芍6克 生龟甲、鳖甲各24克（先煎） 生牡蛎18克（杵，先煎） 川贝9克 人中黄6克 陈胆星2.4克 鲜竹茹12克 鲜菖蒲汁1匙（和药冲） 至宝丹2粒（先化吞）

二诊：温邪深扰厥少二经，灼耗津液，大有吸尽西江之势。昨投扶正祛邪，营热犹炽，神昏如故；风阳未清，瘛疭难定；金受火烁，气促鼻煽。症势虽笃，所幸脉象稍见有神，生机尚未绝望。

吉林人参5克（先煎） 天麦二冬各12克 犀角尖3克（先煎） 大生地24克 粉丹皮5克 生白芍5克 元参12克 丹参9克 蛤粉炒阿胶12克 人中黄5克 天花粉6克 生

龟甲、鳖甲各24克（先煎） 生牡蛎24克（杵，先煎） 至宝丹2粒（先化吞）

三诊：今日衄血已止，鼻煽亦定，舌苔黑壳渐落，舌本干燥起有芒刺，神识时昧时清，瘛疭未已。再以原法出入。

吉林人参5克（先煎） 天麦二冬各12克 元参12克 细生地24克 阿胶9克 川贝9克 天花粉8克 粉丹皮6克 青蛤散12克（包煎） 杏仁9克（杵） 生龟甲、生鳖甲各24克（先煎）灯芯草50支

四诊：营热未清，变幻多端，神明仍为所蔽。阴液大伤，内风鸱张，两手颤动，舌绛且糙，脉见沉细。证属正虚邪实，当拟大定风珠加减。

别直参5克（先煎） 西洋参5克（先煎） 霍石斛6克（先煎） 犀角尖1.5克（先煎） 阿胶9克 大生地24克 生白芍6克 川贝6克 生牡蛎24克（杵，先煎） 天竺黄5克 甘菊花6克 鸡子黄1枚（打匀，冲）

五诊：昨进大定风珠，诸恙已十去七八，风定则不扬焰，热退则不劫阴，神识已清，瘛疭亦定。胃气初见来复，稍思饮食；元神散而复敛，自能酣寐。惟唇舌尚燥，脉细无力，大势虽已由逆转顺，调护仍须在在留意。再拟养阴扶正，以清余邪。

别直参5克（先煎） 西洋参5克（先煎） 麦冬12克 元参心12克 蛤粉炒阿胶9克 炙甘草2.4克 生白芍12克 生牡蛎24克（杵，先煎） 川贝9克 茯神12克

按：春温之邪，变化多端。王氏所说“伏邪留恋不去，犹如抽蕉剥茧，层出不穷”即斯意也。患者素体阴虚，又感春温，始有微寒，继而壮热，邪不从汗解，而见神昏瘛疭，此乃病邪深陷，由气入营，液涸风动。叶老治用三甲复脉法加至宝丹，育阴潜阳，清营解毒，是为拨乱反正之义。复诊虽然证势未减，而脉稍见有神，可见初方已中肯綮，再加犀角一味，意

在清营解毒，沃焦救焚。三诊衄血止，鼻煽定，舌苔黑壳始脱，而舌本干燥起有芒刺，为营热犹炽，阴液难复，故四诊用大定风珠养阴、柔肝、息风，济涸澈之水，而滋化源，服后热退神清，风定痉止，胃气见苏，病情出险入夷，邪去正伤，续予气阴两顾之法，是属善后之计也。

暑温 附：暑湿

金某 男，24岁。7月。昌化。

暑温一候，汗出壮热不退，渴喜冷饮，神倦嗜卧，唇红面赤。昨夜起神识时昏时清，且有谵语，脉象弦滑而数，舌绛，苔黄燥。暑邪内干心营，扰乱神明，邪势鸱张，亟拟清营达邪。

带心连翘9克 银花9克 元参心9克 黑栀9克 鲜石菖蒲根6克 川贝6克 鲜生地2.4克 益元散9克（荷叶包） 黄郁金6克 茯神12克 牛黄清心丸1粒（先化吞）

二诊：神识转清，身热未退，汗多口渴，面红目赤，脉象滑数，舌苔黄燥。暑邪虽已由营外达，而热势未平，再仿人参白虎汤加味。

北路太子参6克（先煎） 生石膏30克（打，先煎） 知母12克 鲜扁石斛9克（劈，先煎） 带心连翘9克 元参9克 鲜生地15克 黑栀9克 益元散12克（荷叶包）天花粉12克 川贝6克

三诊：高热得减，面红已除，舌苔黄燥转润，津液已有来复之渐，脉象弦数。再拟养阴泄热。

北路太子参6克 元参9克 鲜生地15克 知母12克 银花9克 连翘12克 天花粉12克 活芦根30克（去节） 六一散9克（荷叶包） 生苡仁12克 赤苓9克

四诊：前方服2剂，身热尽退，脉象转缓，苔薄黄，小溲短赤。前方去太子参、连翘、芦根、元参，加扁石斛9克，麦

芽9克，淡竹叶6克，以清余邪。

徐某　男，1岁。7月。三墩。

乳婴体质娇弱，感受暑邪，暑遏热郁，气机闭塞，痰浊内阻，心包被蒙，神识昏迷；热激风动，四肢抽搐，角弓反张；肢末厥冷，指纹紫伏，直透命关，舌苔焦燥。痉厥重症，内闭堪虞。亟宜清暑息风，豁痰开窍。

羚羊角尖1.5克（先煎）　连翘5克　金银花9克　鲜扁石斛5克（劈，先煎）　双钩9克　天竺黄3克　川贝5克　丝瓜络9克　竹茹6克　橘红络各5克　鲜枇杷叶2张（拭，包）　牛黄至宝丹1粒（先化吞）

二诊：昨进清暑息风、豁痰开窍，痉势虽见缓和，而神识依然未清，喉间痰声漉漉，乳汁不进，指纹如前，四指厥冷。邪犯厥阴少阴，症势鸱张。如小舟之重载，未逾险境，再拟原法踵步。

羚羊角尖2.1克（先煎）　带心连翘6克　金银花5克　天竺黄3克　制天虫5克　制胆星1.8克　川贝5克　益元散9克（荷叶包）　扁石斛6克（劈，先煎）　双钩9克　竹沥30克（分冲）　牛黄至宝丹1粒（先化吞）

三诊：前方服2剂，身热得减，痉定，神识亦清，四肢转温，喉间痰声消失，而指纹紫伏如故，病见转机，可望入夷。再拟养阴清暑化痰继之。

鲜生地12克　川贝5克　鲜竹茹9克　银花9克　橘红络各5克　茯神6克　天竹黄3克　双钩9克　青连翘6克　制胆星1.5克　益元散9克（荷叶包）

四诊：热退，吮乳如常，指纹转红，已回气关，而唇舌仍然干燥，便下痰浊。热去津液未还，已履坦途，再清余邪以善其后。

益元散6克（荷叶包）　川贝5克　鲜竹茹6克　茯神9克　生苡仁9克　天花粉9克　扁豆衣9克　通草2.4克　陈

茅根9克　炒橘红5克　鲜荷梗1尺（切断）

按：以上两例，皆系暑温入营之证，但邪势深浅不一，故治亦有异。金某一案，症见壮热面赤，渴饮多汗，然内无痰浊夹滞，故虽有谵语，而神识有时尚清，为气分之热偏重，用清营透泄即见转机，继以泄热生津而获向安。第二例徐姓幼婴，年才周岁，禀体本弱，抗邪无力，暑热深陷厥少二阴，酿痰动风，以致昏痉厥闭，险象环生。故在清热之中，着重豁痰镇痉，始得化险为夷。前后两案，一则在于救气津之伤，一则在于开痰热之闭。读者可以互相参看。

秦某　男，21岁。7月。昌化。

暑温汗出壮热不退，头昏而胀，渴欲冷饮，面垢烦闷，小溲短赤，脉来濡数，舌绛苔黄。暑热蕴蒸阳明，仿白虎汤法。

生石膏24克（杵，先煎）　知母9克　青连翘9克　银花9克　鲜生地15克　天花粉9克　益元散9克（荷叶包）　淡竹叶6克　赤苓9克　淡子芩5克　广郁金5克

二诊：热退不多，口渴索饮，神烦不安，脉濡数，舌尖边绛，苔黄燥。阳明蕴热未清，而气津已伤，再以白虎加人参法继之。

西洋参6克（先煎）　生石膏30克（杵，先煎）　知母9克　银花9克　连翘9克　天花粉9克　鲜生地15克　原干扁石斛9克（劈，先煎）　淡竹叶6克　淡子芩6克　六一散9克（荷叶包）

三诊：热势已去其半，口干舌燥亦瘥，脉濡数，苔黄燥，阳明暑热有清泄之渐，再拟甘寒生津，并清余热。

西洋参5克（先煎）　银花9克　鲜生地12克　知母9克　生石膏24克（杵，先煎）　鲜芦根1尺　连翘9克　天花粉9克　六一散9克（包）　广郁金5克　生苡仁12克

按：暑热留恋气分，初诊汗出不解，壮热烦渴，为白虎汤之主证；因邪势鸱张，气液两伤，故难速解，二诊原方加参，

益气生津。服后正胜邪去，病即霍然。

附：暑湿

蒋某　女，27岁。7月。余杭。

日间冒暑受热，夜来露宿感凉，初起形寒，继而壮热无汗，头胀而痛，胸闷欲呕，周身关节酸痛，脉象浮弦而数，舌苔白薄。暑为表寒所遏，阳气不得伸越，先拟疏表。

杜苏叶5克　防风3克　广藿香9克　佩兰9克　蔓荆子6克　青蒿6克　白蒺藜9克　银花5克　六月霜9克　夏枯草9克　丝瓜络15克

二诊：服药后汗出，身热大减，胸闷未宽，脉象转缓，舌苔薄腻。暑热尚未尽除，再以宣化继之。

广藿梗6克　佩兰6克　制厚朴5克　炒枳壳5克　陈皮6克　云苓12克　陈青蒿6克　丝瓜络9克　淡竹叶9克　六一散9克（鲜荷叶包）　夏枯草9克

按：先暑后凉，卫阳被遏，症见形寒无汗，肌肤灼热，故治用苏、防发汗解表；暑必夹湿，又佐芳香辟浊。服后得汗，形寒即解，身热顿减。续进正气散2剂，暑湿尽除而愈。方中白蒺藜一味，叶老常用于表证肢节酸痛，取其散风通络，效果颇显。

于某　男，18岁。6月。于潜。

身热五日，汗出不解，头昏而胀，胸脘痞闷，不时泛恶，口渴不喜多饮，小溲短赤，脉濡数，苔白腻。暑邪夹湿，气机郁阻，治拟清暑化湿。

青连翘9克　银花9克　飞滑石9克（荷叶包）　清水豆卷9克　鲜佩兰9克　广藿梗5克　淡竹叶9克　苡仁12克　赤苓9克　通草3克　白芷尖3克

二诊：前方服后，身热略减，胸宇塞闷已宽，口渴欲饮，苔转薄黄，脉数。湿化热留，再拟清暑泄热治之。

大豆卷9克　青连翘9克　青蒿子5克　银花9克　淡竹

叶9克　赤苓9克　鲜芦根1尺（去节）　佩兰6克　黑山栀9克　川石斛9克　六一散9克（荷叶包）

按：王孟英谓“暑令湿盛，多必兼感。”患者为暑热夹湿，症见头昏而胀，胸宇塞闷，渴不喜饮，虽汗出热仍不解。初诊用清暑化湿，而以化湿为重，服后头胀顿减，胸闷亦宽，口渴欲饮，苔转薄黄，乃湿去热留，故二诊重在清暑泄热，续服2剂而愈。

湿　温

丁某　女，47岁，6月。杭州。

湿温一候，身热朝轻暮重，瘖出未透，胸宇塞闷，沉困嗜卧，渴饮不多，大便溏薄，小溲短赤，舌尖绛，中白腻，脉滑数。宜化湿透瘖。

赤苓9克　白杏仁9克（杵）　炒苡仁12克　制厚朴3克　青连翘9克　大豆卷9克　淡竹叶9克　炒大力子5克　淡子芩5克　飞滑石12克（包）　鲜芦根1尺5寸（去节）

二诊：汗出白瘖显露，身热未退，渴饮溲短，脉象滑数，舌苔黄腻。湿温化瘖，邪在气分，治当清解。

青连翘9克　淡子芩5克　益元散9克（包）　川石斛12克　苡仁12克　淡竹叶9克　青蒿梗6克　白杏仁9克（杵）　炒橘红6克　赤苓12克　瓜蒌皮9克　鲜芦根1尺5寸（去节）

三诊：白瘖透达，热势渐退，胸闷较宽，渴饮亦瘥。惟昨日又增咳嗽，湿化余热未清，苔腻转薄。再拟两肃肺胃。

白杏仁9克（杵）　瓜蒌皮9克　前胡8克　知母8克　益元散9克（包）　川石斛9克　苡仁12克　赤苓12克　泽泻6克　陈芦根15克　猪苓6克

四诊：热退瘖回，诸恙渐愈，并思纳谷，舌净，脉象缓滑。再拟清养肺胃。

米炒上潞参6克　川石斛6克　益元散9克（包）　谷麦芽各9克　白杏仁9克（杵）　广郁金5克　炒橘红6克　红枣3枚

按：本例症见沉困嗜卧，舌苔白腻，渴不多饮，大便溏薄，为湿重于热，邪郁气分，故以三仁汤开泄湿邪，佐以辛凉解热，服后瘖随汗出，邪得外达。至三诊陡增咳嗽，乃余热未清，肺失肃降也。

章某　男，35岁。5月。杭州。

湿温一候，身热不退，头昏而重，渴不多饮，胸闷不思纳谷，神倦少言，颈项胸前见有瘖点，小溲短赤，脉弦滑而数，舌苔黄腻。湿热蕴郁气分不解，拟用清热化湿透泄之法。

青连翘9克　白蔻仁3克（杵，后下），炒牛蒡子9克　苡仁12克　鲜佩兰9克　飞滑石9克（包）　云茯苓12克　淡子芩6克　广郁金6克（杵）　淡竹叶8克　鲜芦根30克（去节）

二诊：胸前瘖点满布，色泽晶莹，身热始减，痞闷方宽，而舌苔仍然黄腻，脉滑而数。湿热之邪，氤氲黏腻，不易骤化。再以原法继之。

青连翘12克　黑山栀9克　蝉衣5克　炒牛蒡子9克　淡子芩6克　鲜芦根30克（去节）　通草5克　白蔻仁（杵，后下）　赤苓12克　广郁金6克（杵）　苡仁12克

三诊：二进清热透泄，身热尽退，胃气苏醒，已思纳谷，脉见缓滑，舌苔微黄。湿热已从表里分消，再以和中健胃，宣化余邪。

仙露半夏8克　云苓12克　干芦根15克　炒麦芽12克　新会白5克　苡仁12克　原干扁石斛9克（劈，先煎）　广郁金6克（杵）　炒竹茹6克　粉猪苓6克　通草5克

谭某　男，23岁。7月。杭州。

身热两候未解，朝轻暮重，胸闷懊侬，口渴喜饮，神识似

清似昏，入夜喃喃自语，胸前虽见痦点，但细小不密，两脉濡数，舌尖边绛，苔黄燥。湿热蕴蒸气分，漫布三焦，奈禀体素虚，正不敌邪，致痦难透达，有内陷之虑。亟拟扶正祛邪，标本兼治。

北路太子参 6 克　扁石斛 9 克（劈，先煎）　青连翘 12 克　川贝 9 克　鲜芦根 30 克　天花粉 9 克　蝉衣 3 克　炒牛蒡子 9 克　茯神 12 克　苡仁 12 克　通草 5 克

二诊：服前方，热势虽减，胸闷如前，痦仍不多，至夜昏沉嗜卧，脉濡而数，苔黄燥。正虚邪盛，原法继之。

北路太子参 9 克（先煎）　炒于术 5 克　藿山石斛 5 克（先煎）　川贝 9 克　炒牛蒡子 9 克　黑山栀 9 克　广郁金 6 克　青连翘 9 克　茯神 12 克　天花粉 9 克　干芦根 15 克

三诊：服前方两剂后，胸颈痦点满布，色泽鲜明，热势递减，懊烦已除，神清寐安，大便溏薄不爽，脉象弦数，舌苔黄腻。湿热已从外达，再拟标本兼顾。

米炒上潞参 9 克　苡仁 9 克　青连翘 12 克　赤苓 12 克　炒牛蒡子 9 克　白蔻仁 2.4 克（杵，后下）　黑山栀 9 克　飞滑石 9 克(包)　淡子芩 6 克　淡竹叶 9 克　广郁金 6 克（杵）

四诊：热退，神安得寐，胸闷虽宽，不思纳谷，大便转干，脉濡软，舌苔薄黄。湿热得化，正虚未复，调理脾胃以善其后。

米炒上潞参 9 克　苡仁 9 克　茯苓神各 9 克　炒竹茹 6 克　原干扁石斛 9 克（劈，先煎）　川贝 5 克　新会皮 5 克　通草 5 克　米炒怀山药 9 克　炒麦芽 9 克　炒神曲 6 克（包）

按：白痦为湿热蕴郁气分而成，湿热证中所常见，透达之际，往往与病情进退有关，尤其色泽之荣枯，多为邪正盛衰之表示。试观上列两案，章姓患者，痦点晶莹，正气未伤，投轻清泄之剂，邪即外解而愈；谭姓患者，痦出细小不多，气津已伤，欲透无力，故于清透之中，加用参、术、霍斛，扶正托

邪，乃得痦透神清，湿化热解。

倪某　男，30岁。6月。杭州。

湿温三候，身热不解，有时神昏谵语，渴而喜饮，口气臭秽，大便旬余未解，小溲短赤，脉象沉数，舌苔黄燥。阳明腑实，急以清热荡积。

带心连翘9克　黑山栀9克　制大黄8克　厚朴3克　炒枳实5克　元明粉12克（分冲）　天花粉9克　淡竹叶8克　茯苓12克　灯芯草30支

二诊：昨投承气加味，服后大便已下，小溲由赤转黄，身热顿减，苔转薄黄而润，脉象滑数。再拟清热化湿。

清水豆卷9克　藿梗5克　淡子芩6克　赤苓12克　淡竹叶6克　苡仁9克　天花粉9克　银花9克　益元散9克（荷叶包）　佩兰6克　川石斛9克

三诊：身热已退，湿未尽化，神倦嗜卧，不思饮食，脉转濡缓，舌苔白腻，大便虽能自下，小溲仍然短少，并有数声咳嗽。再拟渗湿兼以宣肺化痰。

淡竹叶5克　泽泻6克　白蔻仁3克（杵，后下）　猪苓12克　益元散9克(荷叶包)　佩兰6克　白杏仁9克(杵)　赤苓12克　炒香枇杷叶12克(包)　苡仁9克　炙前胡6克

蒋某　男，21岁。6月。余杭。

湿蕴化热，热伏阳明，壮热无寒，头剧痛，痛在正面，胸次窒闷，口渴索饮，大便秘结，脉数而实，舌苔黄燥。邪不在表，故虽得汗，热仍不解，阳明实热之证毕见。亟拟大承气汤加味。

生锦纹9克　枳实5克　制川朴3克　元明粉12克（分冲）　通草5克　原干扁石斛9克（劈，先煎）　苡仁9克　淡竹叶6克　天花粉12克　赤苓12克

二诊：昨投承气汤加味，大便已通，热势减低，口渴亦瘥，无如湿邪窃据未逐，清旷失舒，胸次窒闷如故，脉数，舌

苔薄黄。治以泄热生津为继。

原干扁石斛9克（劈，先煎） 天花粉9克 生枳壳5克 制军3克 川朴3克 大腹皮6克 省头草9克 银花9克 淡竹叶5克 苡仁9克 陈青蒿60克 赤苓12克

三诊：湿浊熏蒸未艾，热势仍见起伏，渴喜冷饮，胸闷烦懊，夜来谵语，脉弦而数。势虑入营昏痉，再予芳香开逐，宣畅气机，俾邪从外达，以杜内陷之渐。

紫雪丹1.8克（吞） 青连翘9克 鲜菖蒲根6克 鲜石斛9克（劈，先煎） 川贝9克 炒牛蒡子9克 金银花9克 天花粉6克 元参9克 白杏仁9克（杵） 茯神15克 通草6克

四诊：热减神清，胸膈宽舒。内蕴邪热，始得外达，再以循序而进。

鲜扁石斛9克（劈，先煎） 川贝6克 辰茯神12克 杏仁9克（杵） 淡竹叶5克 竹茹9克 广郁金2.4克（杵） 天花粉6克 鲜石菖蒲根6克 青蒿梗9克 银花6克

五诊：余热渐退，神安得寐，渴止胸舒，惟邪退正虚，头昏耳鸣，纳食无味，舌苔薄黄，脉缓不弦。顾其胃先苏其困，得谷食以助元气。

省头草9克 扁石斛6克（劈，先煎） 炒香豉3克 白蔻壳5克 生谷芽8克 炒谷芽8克 生鳖甲15克 米炒麦冬9克 茯神15克 陈青蒿6克 六神曲5克 小生地12克

六诊：余热未尽，津伤未复，头昏体痛，知饥少食，脉见小数，再以清养继之。

细生地12克 扁石斛9克（劈，先煎） 陈青蒿6克 神曲5克 省头草6克 生鳖甲15克 米炒麦冬12克 炒香豉3克 地骨皮9克 砂仁1.5克（杵，后下） 生谷芽8克 炒谷芽8克

七诊：大病初瘥，湿热尽化，胃津渐充，脉缓无力，头昏

心悸，耳作蝉鸣，正虚未复，再当调理。

米炒上潞参9克　生鳖甲15克　辰茯神15克　元参9克　生白芍5克　神曲5克　生谷芽8克　熟谷芽8克　砂仁1.8克（杵，后下）　穞豆衣9克　细生地12克　扁石斛（劈，先煎）　红枣3个

按：以上两例，皆为湿热挟实之证，治疗均先用攻下之法。倪姓患者，邪热较轻，在积滞排除以后，续用渗湿泄热，宜通气机，病遂向愈。至于蒋姓患者，湿热业已化燥，虽经导下，而热势不减，且有谵语，故谓有入营之虑，三诊处方，用紫雪丹清热透泄，乃杜绝温邪之内陷，为病情转机之关键所在，服后热减神清，邪得外达，湿化热退而愈。盖湿温有忌下之诫，惟恐损伤中气。但以上患者，阳明燥实之证已具，如应下而失下，亦足以贻误病机，故须灵活掌握，不可拘泥。

茹某　男，30岁。7月。杭州。

湿温一候，身热不扬，胸闷泛恶，神倦嗜卧，渴不喜饮，不思纳谷，脉濡而小数，舌苔白腻。湿遏热伏，热为湿郁，中阳受困，气机阻滞。拟四苓芩石汤法。

清水豆卷12克　生茅术6克　泽泻6克　赤苓12克　飞滑石12克（包）　苡仁9克　淡竹叶6克　猪苓5克　淡子芩5克　白蒺藜6克　五加皮5克

二诊：服四苓芩石加味，湿热渐除，胸闷略舒，泛恶亦止，胃气来苏，已思纳谷，而肢体倦怠如故，脉濡缓，苔薄腻。蕴郁之邪未尽，再进芳香淡渗。

大豆卷12克　秦艽5克　焦苡仁9克　佩兰6克　生茅术5克　制木瓜5克　白蒺藜8克　赤苓12克　五加皮8克　淡竹叶6克　六一散9克（包）

三诊：热虽已退，湿未尽化，纳谷欠馨，口淡乏味，二便如常，脉缓，苔薄白。再清余湿，兼以和中。

米炒上潞参6克　佩兰6克　威灵仙9克　炒麦芽15克

大豆卷9克　杜仲15克　淡竹叶6克　苡仁12克　五加皮8克　白蒺藜8克　赤白苓各8克

闻某　女，21岁。6月。余杭。

温邪夹湿，困于太阴阳明，微寒身热，胸次塞闷，咳嗽多痰，不思纳谷，时时欲呕，脉滑数，舌苔薄黄而腻。浊邪犯于清旷，肺失肃化；蕴湿留于中焦，胃失降和。拟宣畅气机，清利湿热。

清水豆卷9克　白杏仁9克（杵）　制苍术5克　炒枳壳5克　带皮苓12克　炒竹茹9克　浙贝母9克　炙橘红5克　白蒺藜9克　益元散9克（包）　生苡仁9克

二诊：身热略减，咳嗽较稀，胸满呕恶仍有，脉弦滑，苔黄腻。湿热未清，原法加减。

制厚朴5克　白蔻仁3克（杵，后下）　浙贝母9克　姜汁炒竹茹8克　白杏仁9克（杵）　大腹皮9克　前胡6克　炙橘红6克　云茯苓12克　益元散9克（包）

三诊：湿化热退，痰咳均减，无如邪去正虚，头昏目眩，脉象转缓，舌淡无垢。脾胃未健，再拟调理。

米炒上潞参9克　茯神9克　新会白5克　杏仁9克（杵）　仙露半夏6克　杜仲9克　炒香麦芽9克　制扶筋9克　福泽泻6克　建曲5克（包）　红枣3枚

王某　男，15岁。5月。余杭。

湿困太阴，热伏阳明，旬日不化，日晡身热，微汗无寒，四肢酸重，胸闷纳减，精神疲乏，大便溏薄，小溲短赤，脉来濡数，舌苔黄腻。治用芳香合淡渗法。

淡子芩5克　飞滑石12克（包）　佩兰5克　大豆卷12克　白蔻仁2.4克（杵，后下）　带皮苓12克　炒枳壳2.1克　大腹皮6克　制苍术5克　陈青蒿6克　白蒺藜9克

二诊：前进苦辛清热，淡渗利湿，服后湿去热减，胸闷肢酸亦除。惟胃气未复，脉濡缓，苔薄腻。再以和中舒胃。

大豆卷9克　佩兰5克　仙半夏8克　赤苓12克　白蒺藜9克　苡仁12克　炒麦芽12克　陈皮5克　白蔻仁2.4克（杵，后下）

三诊：诸恙悉平，胃纳已有馨味。再用香砂平胃，调理继之。

按：以上3例，俱属湿重于热，热为湿遏，故用芳香苦辛合淡渗化湿清热之剂，服后，湿化热解而愈。叶老经验，对湿温之偏重于湿者，每用芳香燥湿之苍术、蔻仁、姜夏、厚朴等，但必须及时观察舌象变化，毋使太过而化燥伤津。

沈某　女，30岁。2月。

形寒壮热，热度稽留在摄氏39～40度之间，见汗不多，头眩，骨节酸疼，口渴喜饮，胸闷作呕，神烦不寐，大便薄泻，小便短赤，舌糙绛，脉弦数。宜和解宣化法。

柴胡3克　葛根6克　小川连2.1克　乌梅肉9克　陈蒿根6克　天花粉6克　竹叶6克　佩兰6克　刺蒺藜8克　蔓荆子6克　夏枯草8克

二诊：前方服后，壮热已减，诸症见瘥，神安得寐。但由病前任意饮食，尚有食滞于中，便下黑垢，小溲短赤如前。原方出入再进。

柴胡2.4克　威灵仙9克　蔓荆子6克　蜜炙南山楂9克　炙鸡内金9克　竹叶8克　酒炒黄芩5克　佩兰6克　潼蒺藜9克　川石斛9克　夏枯草9克

按：叶老诊治此案，认为属温病中之少阳阳明合病，拟用先贤治风劳之柴葛连前煎乃异病同治。患者无咳嗽而见口渴且呕，故去前胡，易乌梅以生津止呕。服2剂病情显减，后诊调理而愈。

麻某　女，32岁。5月。余杭。

湿温三候，壮热不退，胸闷烦躁，神昏谵语，口不渴饮，小溲短少，大便秘结，舌尖边绛，苔中白腻，脉沉而数。此属湿温不从气分而解，扰及心营，有痉厥之虑，用清透宣开之法。

牛黄至宝丹 2 粒（分 2 次吞） 带心连翘 12 克 黑栀 9 克 鲜石菖蒲根 8 克 鲜竹叶卷心 40 支 炒大力子 9 克 飞滑石 12 克(包) 川贝 5 克 鲜芦根 30 克(去节) 白蒺藜 8 克 炒香豉 5 克 橘红 6 克

二诊：痦露，胸宇较宽，热减，神识转清，营分之邪已得外达，而大便不下，腑气未通耳。

瓜蒌皮 9 克 丹皮 6 克 鲜石菖蒲根 3 克 飞滑石 12 克(包) 川贝 5 克 炒香豉 5 克 广郁金 5 克 黑山栀 9 克 橘红 5 克 芫荽子 9 克 竹叶卷心 40 支 鲜芦根 2 尺（去节）

三诊：白痦尽透，胸闷已宽，惟热势尚有起伏，并增咳嗽，再以两清肺胃。

苡仁 9 克 白杏仁 9 克(杵) 赤苓 9 克 橘红 6 克 宋半夏 6 克 姜竹茹 9 克 清水豆卷 9 克 藿梗 6 克 炙前胡 5 克 北路太子参 5 克(先煎) 炒香白薇 8 克

四诊：热势尽退，大便亦下，咳嗽痰多，胸胁隐痛，原方出入再进。

宋半夏 8 克 茯苓 12 克 姜竹茹 9 克 橘红 6 克 焦枳实 2.4 克 白杏仁 9 克（杵） 枇杷叶 12 克(拭包) 炙前胡 6 克 清水豆卷 8 克 青蒿梗 6 克 广藿根 5 克

按：本例系湿热熏蒸，扰及心营，苔见白腻，口不渴饮，为尚未化燥伤津，故在清营之中，结合宣肺之法，使邪从气分而解。

吴某 男，16 岁。5 月。余杭。

湿温九朝，壮热见汗不解（体温 39.6℃），咳嗽痰稠，胸闷不宽，便下褐秽，小溲短赤。湿热郁蒸多日，势将传变，脉滑数，舌尖绛，苔中腻厚。治拟清解。

青连翘 9 克 银花 9 克 川贝 5 克 炒淡子芩 5 克 清水

豆卷12克　川石斛9克　炒橘红6克　飞滑石9克（包）　炒苡仁12克　干芦根18克　炙前胡8克

二诊：热退不多（体温39℃），胸闷咳嗽尚频，利下赤色，脉数，舌尖绛，中黄腻。再拟清气透热。

青连翘9克　淡子芩5克　粉葛根5克　清水豆卷9克　桑叶9克　川贝6克　苡仁12克　淡竹叶8克　飞滑石9克（包）　橘红6克　干芦根18克　炙前胡8克

三诊：热势尚高，汗出溱溱，白㾦稀露，赤利见瘥，咳嗽如故，夜来神昏谵语，舌绛，中黄腻，脉象滑数。再以透热开窍，清营达邪。

紫雪丹1.8克（先化吞）　带心连翘12克　炒大力子6克　鲜石斛9克（劈，先煎）　川贝6克　鲜竹叶卷心20支　淡子芩5克　鲜芦根1尺5寸（去节）　飞滑石9克（包）　苡仁12克　赤苓9克　橘红6克

四诊：白㾦续透，胸项为多，热势得减，胸宇未宽。咳嗽痰多，入夜间有谵语，舌绛苔黄，脉来细数。原法出入。

至宝丹1粒（先化吞）　带心连翘9克　鲜菖蒲根6克　鲜石斛9克（劈，先煎）　川贝6克　鲜竹叶卷心32支　鲜芦根2尺（去节）　橘红6克　芫荽子6克　飞滑石9克（包）　白茯神9克　灯芯草1束

五诊：热势顿减，白㾦已回，神清，胸宇较宽，渴饮瘥减，惟痰伏尚多，肺失清肃，咳嗽未绝，脉小数，舌薄绛。再拟清肺蠲痰。

青连翘9克　冬瓜仁12克　炒香枇杷叶12克（拭包）　苡仁12克　川贝5克　炒橘红6克　川石斛9克　淡子芩5克　炙前胡6克　泡射干4克　干芦根18克（去节）　淡竹叶6克

六诊：脉静身凉，痰少，咳嗽已稀，胸宇亦宽，胃苏，渐思纳谷，舌绛。再拟养胃佐清余邪。

象贝母 5 克　川斛 9 克　炒橘红 5 克　炒香谷芽 9 克　白杏仁 9 克（杵）　麦冬 6 克　苡仁 9 克　忍冬藤 9 克　白茯神 9 克　淡竹叶 5 克　干芦根 15 克

按：高热，下利褐秽，系属热重于湿，里热充斥，用清气透热法，虽有痦露，而高热未退，又见入暮神昏谵语，谅由患者受邪过重，热蒸心营，故复用两清气营之法，使邪从外达，即叶天士所谓“入营犹可透热转气也。”

汪某　男，28 岁。7 月。杭州。

病起一候，始则凛凛恶寒，继之身热，头昏而重，如蒙如裹，胸次窒闷，沉困嗜卧。初时汗出甚多，以后纯热无汗，渴不多饮，小溲短少，昨日起神识昏迷，上肢痉挛，下肢痿软，小溲不通，脉象沉弦而数，舌尖边绛，苔黄燥。乃湿热化燥，邪毒入营，袭于厥少二经，亟拟清营镇痉。

羚羊角尖 1.5 克（先煎）　带心连翘 15 克　银花 9 克　元参心 9 克　鲜石菖蒲根 9 克　鲜生地 12 克　黑山栀 9 克　鲜竹叶卷心 12 克　淡子芩 6 克　郁金 6 克　飞滑石 12 克（荷叶包）　牛黄至宝丹 2 粒（分上下午化送）

二诊：壮热见退，神识依然昏迷，牙关紧闭，两手尚痉，下肢未能伸缩，小溲未通，舌绛燥，脉沉细数。入营之邪尚盛，阴液难以骤复，再拟清营养阴继之。

乌犀角尖 1.5 克（先煎）　带心连翘 12 克　玳瑁 15 克（先煎）　鲜石菖蒲根 12 克　元参心 9 克　鲜细生二地各 15 克　丹皮 5 克　赤芍 6 克　川贝 6 克　郁金 5 克　灯芯草 1 束　安宫牛黄丸 1 粒（先化吞）

三诊：热退痉定，神清寐安，牙关已启，下肢稍能活动，惟小溲依然未通，精神倦怠，谷食无味，脉弦细数，舌苔黄腻。温邪已由营转气，再以清热化湿，以降浊阴。

甘露消毒丹 12 克（包煎）　青连翘 12 克　黑山栀 6 克　清水豆卷 9 克　鲜石菖蒲根 9 克　川贝 9 克　广郁金 9 克　淡

竹叶 6 克　元参 12 克　川斛 12 克　茯神 15 克　灯芯草 1 束

四诊：神清，入夜酣寐，下肢已能伸缩，小溲已利，午后仍有低热，渴不多饮，不思纳谷，时有干呕，脉象细缓。再清余热，佐以养胃。

陈青蒿 6 克　佩兰 6 克　川石斛 12 克　苡仁 9 克　赤茯苓 12 克　天花粉 9 克　盐水炒橘红 6 克　蔻仁 3 克（杵，包）　盐水炒细生地 18 克　盐水炒刀豆子 9 克　生鳖甲 24 克（先煎）

五诊：胃气渐苏，纳谷见增，胸闷干呕已除，小溲亦得畅通，脉细而缓。前方既效，增减续进。

陈青蒿 6 克　佩兰 6 克　炒麦芽 12 克　蔻仁 3 克（杵，包）　茯神 12 克　炒香豉 5 克　炒上潞参 6 克　麦冬 12 克　生鳖甲 15 克（先煎）　杜仲 15 克　炒橘红 5 克

按：本病初起，恶寒发热，沉困嗜卧，胸宇塞闷，为湿温发于太阴、阳明之间。湿热郁蒸过极，窜入诸经，入厥阴心包，则神昏不清，上肢痉挛；入少阴肾经，则小溲不通，下肢痿软。此即《素问·痿论》所谓“肾气热，则腰脊不举……发为骨痿。”故初诊、二诊用羚、犀、玳瑁、至宝、安宫等清热、息风、宣窍，以制燎原，而防痉甚内闭；元参、鲜细二生地养阴增液，以防肾水涸竭。病虽危在顷刻，处方极其周密，故能立竿见影。至三诊舌苔黄腻满布，乃温邪已由营转气，蕴湿犹留，膀胱腑气未通，是以在清热中，佐芳香淡渗，开湿邪之出路，服后苔腻渐化，小溲自利。但下午仍有低热，此为余邪外达，非死灰复燃，再投和解枢机，清热养胃数剂，诸症消失，病体逐渐恢复正常。本案系浙江医科大学附属第一医院住院病人，诊断为“脊髓前角灰白质炎”，经叶老会诊 6 次，服药 9 剂而愈。曾总结刊载于 1955 年《中华医学杂志》第六期。

章某　男，68 岁。8 月。绍兴。

伏湿秋发，且有痰伏，初起失治，湿从热化，伤气灼津，

痰热胶结，深扰心营，神识昏迷，语言难出，气促痰鸣，瘛疭亦见，脉沉细而滑，舌燥，有内闭外脱之虑。亟拟开窍豁痰，兼予扶正。

牛黄至宝丹 1 粒（先化吞） 别直参 5 克（先煎） 鲜石菖蒲根 15 克 川贝 12 克 青连翘 9 克 陈胆星 2.1 克 青黛 0.6 克 拌蛤壳 18 克 白毛化橘红 5 克 冬瓜仁 9 克 广郁金 3 克 钩藤 9 克 姜汁炒竹茹 9 克

二诊：昨方服后，白痦初露，喉间痰鸣已杳。而昏迷依然，瘛疭未定，脉来细数，舌苔燥黑。气阴大伤，邪势仍张，再拟清营增液，开窍豁痰。

牛黄至宝丹 2 粒（分化吞） 西洋参 6 克（先煎） 麦冬 12 克 元参 12 克 鲜生地 24 克 带心连翘 12 克 川贝 9 克 人中黄 5 克 紫丹参 12 克 鲜芦根 30 克（去节） 白毛化橘红 6 克

三诊：前方服后，神识转清，身热顿减，瘛疭亦定，脉象较前有神，而苔燥如故。蕴伏之邪渐透，气液耗伤未复，治以原法化裁。

别直参 5 克（先煎） 西洋参 9 克（先煎） 麦冬 12 克 川贝 9 克 元参 12 克 鲜生地 24 克 青连翘 9 克 丹参 9 克 鲜芦根 30 克（去节） 茯神 12 克 白毛化橘红 5 克

按：伏湿秋发，每以虚体为多见。患者年逾花甲，又加初起失治，夹有痰伏，乃致传变较速，险象百出，内闭外脱，确已在在堪虞。叶老针对病情，当机立断，用别直参益气生津以防其脱，投至宝，重用菖蒲、川贝等清宣痰热，勿使内闭。服后虽神识未清，而见有痦露，喉间痰鸣消失，脉无滑象，谅系正气得扶，蕴伏之邪，得以外达，痰浊亦有所化，但燎原之势犹炽，阴液灼伤更甚，故次方去别直易西洋参，合增液、至宝等清营增液，病情迅即转机，而趋向愈。

伏 暑

吕某，男，19岁。8月。

伏暑秋发，微寒壮热，上午体温摄氏38.6℃，下午热度高达39.8℃，虽见微汗，热仍不解，头痛鼻塞，咳呛胸闷，不思饮食，渴饮不多，舌苔薄黄，脉象滑数。先以清解化湿。

清水豆卷12克　桑叶9克　青蒿6克　佩兰9克　酒炒黄芩5克　飞滑石12克（包煎）　夏枯草9克　杏仁9克　清炙前胡8克　炒牛蒡子5克　浙贝9克

二诊：前方连服2剂，汗出较多，壮热未退，颈项胸宇之间已有白痦显露，胸闷虽得较宽，咳呛反甚，痰多黄韧而带血丝，口渴喜饮，小溲黄短，大便四日未下，舌苔中黄微燥，尖边俱绛，脉象滑大而数。拟白虎汤加味。

生石膏15克　肥知母9克　生甘草1.8克　青连翘9克　黄芩5克　飞滑石12克（包煎）　清水豆卷12克　牛蒡子6克　白杏仁9克　清炙前胡6克　冬瓜仁11克　鲜芦根2尺　荷叶1角

三诊：昨方服后，热度稍退，脉舌如故，白痦渐达四肢，唯咳呛仍频，痰不易出，胸胁刺痛，大便得下无多，小溲尚短而赤。原方出入再进。

生石膏15克　肥知母9克　京川贝6克　牛蒡子6克　白杏仁9克　青连翘9克　橘红6克　滑石12克（荷叶包）　清炙前胡8克　淡竹叶6克　刺蒺藜8克　鲜芦根1尺5寸

四诊：服2剂后，白痦四肢已见，但热度尚高，且不见汗，咳嗽胸闷，口渴喜饮，便转溏薄，小水短赤，入夜神烦不寐，舌绛，脉数。慎防神昏谵语。

黑山栀9克　连翘（带心）12克　飞滑石（荷叶包）12克　川贝母5克　牛蒡子6克　橘红5克　淡竹叶6克　苡仁12克　大豆卷12克　白蒺藜8克　鲜芦根1尺5寸

五诊：前方服2剂后，痦已透澈，热度渐降，胸闷得宽，渴饮亦减，昨晚睡眠转佳，二便渐趋正常，唯肺失清肃，咳呛未绝，舌薄黄，脉滑，再清余热，佐以宣肺。

炒香枇杷叶12克（去毛包煎） 冬瓜仁12克 蜜炙前胡8克 橘红6克 蛤壳15克 鲜竹茹12克 青蒿6克 佩兰6克 白杏仁9克 茯苓9克 牛蒡子5克 干芦根15克

按：初诊治用清宣化湿，汗出寒撤，但壮热未退，且白痦显露。王孟英说："湿热之邪，郁于气分，失于轻泄，幸不传及他经，而从卫分发白痦者，治当清其气分之余邪。"是以二诊佐入白虎以清气透表，服后热稍退，痦透达于四肢。唯肺卫之气仍未宣畅，四诊时热度又高而无汗，且增胸闷咳嗽，因而再投清热宣透渗利之剂，服后湿化热解，白痦尽透，热亦趋退，病即霍然。

孙某　女，63岁。8月。余杭。

秋凉引动伏暑，形寒发热，倦怠乏力，头昏眼花，咽红而痛，脉滑数，舌红苔黄。暑湿内伏，既不能外达，又不能从下而解。拟清热化湿，参以疏泄。

青连翘9克 银花9克 炒牛蒡子9克 薄荷叶5克（后下） 青蒿9克 鲜芦根30克（去节） 佩兰9克 冬瓜仁9克 桔梗6克 生甘草3克 秦艽9克

二诊：形寒发热已除，头昏亦减，而倦怠乏力如故，大便溏泄，邪有出路，脉弦苔黄。再以清热化湿继之。

青连翘9克 银花9克 鲜芦根30克（去节） 川连2.4克 淡子芩6克 淡豆豉9克 川石斛12克 冬瓜仁12克 竹茹9克 鲜茅根30克

王某　女，40岁。9月。昌化。

素体阴虚，木火过盛，势必刑金，曾患咯血之症。时届三秋，燥气司令，肺阴更虚，又兼暑湿内伏，复感新凉，三气夹杂，始时寒热纷争，继而但热无寒，半月未解，胸闷体痛，烦渴不已，胸前见有白痦，脉象滑数兼弦，来虽有力，去则无神。舌质光绛，中有裂纹，正虚邪盛，胃阴大伤，急以待救。惟脉见滑势，宜防痰热胶结而生他变。宗露姜饮扶正散邪，兼清痰热。

别直参 9 克（煎就后，露一宿，翌晨和入姜汁 10 滴先服） 米炒麦冬 9 克　川贝 9 克　扁石斛 9 克（劈，先煎）　知母 12 克　元参 12 克　陈青蒿 6 克　冬瓜仁 12 克　生蛤壳 18 克　鲜芦根 1 尺（去节）　天花粉 5 克　佩兰 6 克　鲜竹茹 6 克　灯芯草 40 支

二诊：服露姜饮后，病势转机，热度减低，津液渐复，痦点晶莹，邪从外达。胃气初苏，稍啜糜粥，脉象虽弦，较前有神，舌质转润，尚见光绛。午后热势略高，口干唇燥，头昏耳鸣。再拟清滋肺肾，佐以和中。

米炒麦冬 12 克　川贝 5 克　元参 9 克　细生地 12 克　制首乌 15 克　青蒿 6 克　扁石斛 9 克（劈，先煎）　怀山药 9 克　生龟甲 15 克（先煎）　茯神 15 克　生谷芽 8 克　熟谷芽 8 克　生白芍 9 克

三诊：里虚伏邪，非徒攻徒表，可以了事，邪蓄既深，元气不能抵御，已成喧宾夺主。服前二方后，元气渐复，痦回。热势渐退，脉象转缓，食亦知味，心肾交和，寐况已佳，舌质红绛已褪，惟光滑如前，下午尚有潮热。再以甘寒濡养。

西洋参 5 克（先煎）　米炒麦冬 12 克　盐水炒细生地 15 克　元参 6 克　扁石斛 9 克（劈，先煎）　蛤粉拌炒阿胶 9 克　生龟甲 15 克（先煎）　米炒怀山药 9 克　茯神 15 克　陈皮 5 克　生谷芽 8 克　熟谷芽 8 克

按：以上两则，均为伏暑秋发，前者症势较轻，又属初起，经用辛凉疏解，清热化湿，迅即热退而愈。后者素体阴虚，适值燥金司令，又加伏暑灼阴，阴伤更甚，乃致正虚邪

实。综观本案力在初方，服后正气渐振，邪得外达，病势由此转机。曾见叶老用露姜饮法，有3例，一为久疟不已，正气已虚，服露姜饮一剂即愈；次为冬温患者，正虚邪恋，身热二旬未退，亦予露姜饮，病势立见好转；再次即本例。惜前2例，因病历散佚，无法整理。

秋 燥

章某 妇，32岁。9月。杭州。

肝阳过盛，木火内炽，上刑于肺，肺阴受戕。今春曾经咯血，入秋以来，燥气凌之，小有寒热，咳嗽频频，痰中带血，脉象左弦右芤，舌苔中黄边白。燥气偏胜，邪在肌表，先拟辛凉透泄。

冬桑叶6克 甘菊花6克 甜杏仁9克（杵） 川贝9克 冬瓜仁9克 天花粉9克 枇杷叶12克（包） 原干扁石斛6克（劈，先煎） 炒白薇9克 淡子芩炭5克 旱莲草9克 甜水梨1只

二诊：表邪得解，寒热已除，脉象仍然如前，咳嗽早晚尤甚。肝肾之阴不足，水不涵木，木叩金鸣，血络内伤。如今表邪已解，当戢肝阳，佐润燥金。

杭甘菊花6克 川贝6克 白石英6克（杵，先煎） 天花粉9克 炙白薇9克 甜杏仁9克（杵） 旱莲草9克 白芍5克 制女贞子12克 盐水炒丹皮5克 青盐制陈皮6克

三诊：前用润金滋燥，咳去大半，奈肺阴已伤过久，肝阳一时难平。痰中仍然夹红，脉数而芤，舌苔燥白。再拟滋水涵木，清养肺金。

蛤粉炒阿胶9克 白芍5克 甜杏仁9克（杵） 天冬9克 白石英15克（杵） 天花粉9克 盐水炒细生地15克 甘菊花6克 旱莲草12克 冬瓜仁12克 青盐制陈皮6克

本方服3剂，咳稀咯血亦止。四诊处方以原法去甘菊、白

芍，加白薇6克，制女贞子9克。服四帖后渐愈。

按：患者曾经咯血，体素阴亏，又受秋阳以曝，发为温燥。燥自上伤，肺先受病，故见身热咳嗽，痰中带血等症。初诊用桑杏汤加减，为温燥之正治法。二诊寒热悉清，但因阴虚未复，虚阳难平，故改用养阴润肺，滋水涵木，以治其本。叶老有经验方养金汤，用蛤壳、冬瓜仁、天冬、川贝、白薇，治肺阴不足，久咳不愈颇效。

翁某　妇，33岁。9月。绍兴。

近年小产二次，肝肾阴亏，八脉失维，已可想见。阴虚不复，经血不充，冲海空虚，任脉早病。迩来新产，调儿辛劳，眠食失时，不足之躯，又感秋燥，上乘犯肺。形寒身热，胸闷气逆，咳嗽痰稠，时见干呕，风阳内扰，寐不安宁，鼻孔干燥，筋络掣痛，更衣不润，口渴欲饮，不思纳谷，脉来弦细，舌质绛，苔黄燥。阴虚于前，风扰于后。拟辛凉咸寒并用。

羚羊角尖1.5克（先煎）　冬桑叶6克　白杏仁9克（杵）　青连翘12克　川贝9克　甘菊花6克　天花粉9克　扁石斛9克（劈，先煎）　冬瓜仁12克　鲜竹茹9克　蛤壳18克　橘红5克　白茯苓12克

二诊：邪达肌表，从汗而解，寒热之争，所存无几，木火渐息，已不刑金，肺得清肃，咳逆顿减，脉转弦滑，津液来复，渴饮见瘥。惟痰伏尚多，又夹食滞，明知其虚，不能贸然进补，非特留邪，且有中满之虑。再宜两清肺胃，为急标缓本之图也。

原干扁石斛9克（劈，先煎）　川贝6克　冬瓜仁12克　天花粉9克　云茯苓12克　甘菊花6克　甜杏仁6克（杵）　炒橘红5克　莱菔子5克　炒谷芽9克　青连翘9克

按：燥证有内燥外燥之别，而外燥之中，更有凉燥温燥之分。凉燥近乎风寒，温燥类似风温。此本体衰阴虚，木火易

炽，复感温燥，则化火灼津，最易动风，而生变端。故在辛凉清润之中，复佐羚羊角一味，清肺凉肝，以息内风内火，标急于本，择要先治。

吴某　男，8岁。9月。余杭。

感受秋燥，肺失清肃，形寒身热，咳嗽气逆，胸部隐痛。肺热移于大肠，大便燥结，脉微数，苔燥白。治燥以滋润为主，如今表邪未解，仍须辛凉透达。

桑叶5克　白杏仁9克（杵）　青连翘6克　薄荷2.4克（后下）　淡豆豉6克　生粉草1.5克　桔梗2.4克　原干扁石斛9克（劈，先煎）　枇杷叶12克（拭包）　苡仁9克　橘红5克

二诊：见汗热退，咳嗽已稀，胸痛亦减，而唇舌干燥如故，大便仍然未通，矢气频作，脉见小弦。热退津液未还，再拟润肺疗咳。

原干扁石斛9克（劈，先煎）　天花粉9克　枇杷叶12克（拭包）　象贝母9克　冬瓜仁12克　苡仁12克　甜杏仁9克（杵）　生蛤壳15克　生粉草1.8克　桔梗1.8克　炙橘红5克

按：本例为外燥中之温燥。病系初起，故先用宣肺透表，继以辛凉甘润，药取轻清，燥气自平而愈。

冬　温

林某　男，36岁。12月。余杭。

禀体素虚，又感冬温乘时而发，始时恶寒身热，渐即热盛无寒，由午至暮，热势加增，咳嗽气逆，胸膈烦闷，有痰不易外吐，脉象弦滑而数，舌绛，苔黄中灰而燥。病属冬温夹痰，痰热胶结，热依痰为关隘，痰据热为护符，合则势甚，分则势孤。治拟清热涤痰。

青连翘9克　元参9克　鲜石斛9克（劈，先煎）　川贝

9克　莱菔子9克（杵）　银花9克　炒牛蒡子9克　白杏仁9克（杵）　枇杷叶12克（拭，包）　青黛0.3克　拌蛤壳18克　葛根5克　竹沥60克（入姜汁8滴，分冲）

二诊：见微汗而热显减，热不恋痰，痰松能吐，咳嗽亦稀，无如燔灼之下，津液不无受劫。口苦咽燥，更衣虽通，小溲短少，脉传缓滑，舌苔灰垢亦斸。仍宗前意，略增甘寒继之。

冬瓜仁12克　元参9克　辰拌麦冬12克　生甘草5克　炒大力子9克　桔梗3克　天花粉9克　川贝9克　鲜石斛9克（劈，先煎）丝通草5克　浮海石9克

按：冬日应寒反温，感非时之暖，发为冬温，属新感温病。初起在卫，畏寒较重，嗣后热盛无寒，舌质绛，苔灰黄而燥，温邪业已入气。脉象弦滑而数，滑则为痰，数则为热，痰热互蕴，胶黏不易外吐。故在透达之中，佐入清化痰浊，服后热势显减，痰浊得化。但热灼阴伤，症见口苦而燥，小溲短少，又去苦寒易甘寒，以养肺胃。

风　　斑

丁某　女，38岁。2月。嘉兴。

湿热内蕴，风邪外袭，形寒身热，数日未退。始则胸脘满闷，腰背骨节酸痛，继而遍体风斑作痒，口渴喜饮，胃纳不振，溲赤便秘，舌苔黄腻，脉象浮数，先拟解肌清热化湿。

粉葛根5克　紫背浮萍8克　蝉衣5克　秦艽6克　白蒺藜9克　白鲜皮9克　生苡仁12克　青蒿梗6克　飞滑石12克（包）　带皮苓12克　川石斛9克　淡竹叶8克

二诊：前方服后，风斑续透，胸脘满闷得宽，骨节酸痛轻减，渴饮已瘥，二便通利，饮食得增。唯肺不肃降，又增咳嗽，咽痒痰多，舌苔黄腻转薄，脉象浮数。再拟肺胃同治。

桔梗5克　炒牛蒡子6克　清炙前胡8克　象贝9克　粉

葛根6克　白蒺藜9克　蝉衣5克　天花粉6克　生甘草1.5克　白鲜皮9克　干芦根18克

三诊：形寒身热已瘥，风斑渐退，而肺气未宣，咳嗽日夜不宁，咳甚胸背刺痛，舌苔薄黄，脉滑。清宣肺气继之。

炒牛蒡子9克　泡射干4克　苦杏仁9克（杵）　炒枇杷叶12克　清炙前胡8克　清炙款冬花9克　蝉衣5克　炒甜葶苈子6克（杵包）　盐水炒橘红6克　白蒺藜9克

按：内有湿热，外受风邪，湿为风引，着于肌肤，而成风斑。方用清热化湿、解肌透表，乃肺胃两清、里外分消之法也。

孙某　男，35岁。6月。杭州。

初起形寒，继而身热，稍有数声咳嗽，渴不喜饮，纳食不佳，遍身骨节酸楚。昨现风斑，隐于肌肤，痒而喜搔，面颊微肿，脉象浮数，舌苔薄白。风湿相并，郁于肌表，邪已化热。治拟清热宣肺，透表行湿。

麻黄5克　白杏仁9克（杵）　浙贝母9克　蝉衣5克　苡仁12克　白蒺藜9克　地肤子12克　白鲜皮9克　生甘草5克　炙陈皮8克　秦艽6克

二诊：前方服后，汗出身热已解，咳嗽瘥减，斑块续现，脉象濡缓，苔薄白。前方已效，原法出入。

麻黄3克　白杏仁9克（杵）　生甘草4克　生苡仁12克　白鲜皮9克　紫荆树皮9克　地肤子12克　秦艽6克　白蒺藜9克　丝瓜络15克　蝉衣5克

三诊：斑块渐消，搔痒亦瘥，咳嗽无几，肢节酸痛减轻，脉浮苔白。再清余邪。

炒枇杷叶12克　白杏仁9克（杵）　生苡仁12克　地肤子9克（包）　白鲜皮9克　炒橘红5克　浙贝母9克　冬瓜子皮各9克　前胡6克　白蒺藜9克　秦艽5克　生甘草3克

按：风斑，乃由风湿两乘，作热于表所致。用金匮麻杏苡甘汤加蝉衣、地肤、白鲜、秦艽、蒺藜等共奏清热宣肺、祛风化湿之效，俾风从表散，湿随汗泄，则热清风斑自消。

钱某　男，17岁。8月。

寒湿内蕴，外挟风邪，形寒肢冷，身热头疼，疹发全身，隐见无常，皮肤作痒，腰背酸楚，脘闷食减，腹内阵痛，口不渴饮，便艰溲清，脉浮弦，舌苔薄白，先拟疏风散寒，佐以宽胸化湿。

桂枝尖2.4克　粉葛根5克　鹿角霜5克　制苍术5克　带皮苓12克　五加皮12克　白鲜皮9克　蝉衣4克　白蒺藜9克　瓜蒌皮9克　浙贝母9克　紫背浮萍5克

二诊：前方服2剂后，形寒身热已减，疹发未透，风湿尚未尽达，是以脘闷未宽，纳谷不馨，腹中仍有隐痛，头目尚感昏眩，小溲短少，舌苔白，脉浮缓。原法加减再进。

制苍术6克　藿香梗6克　蝉衣4克　炒秦艽6克　白鲜皮9克　焦苡仁12克　制川朴2.4克　焦山楂9克　佩兰9克　炒刺蒺藜9克

按：该患系内有湿蕴，外袭风寒而诱发，故不独风疹遍发全身，且兼有脘闷腹痛之症。叶老用疏散风寒、宽胸化湿之剂，乃表里兼施之法。

内　科

咳　嗽

宣某　男，39岁。4月。杭州。

风寒外袭，内有郁热，恶寒身热，咳嗽气急痰黄，胸胁震痛，口渴喜饮，脉紧数，舌苔黄糙。麻杏石甘汤加味。

生麻黄4克　白杏仁9克（杵）　生石膏15克（杵，先煎）　甘草3克　竹沥半夏8克　炙前胡6克　冬瓜子皮各9

克　竹茹6克　茯苓9克　炙橘红4克　白茅根12克

二诊：外寒束表，得汗身热渐解，里热内遏，咳嗽痰黄依然，胸痛气急如故，舌苔黄糙已转薄润。仍用前方加减。

麻黄2.4克　生石膏18克（杵，先煎）　甘草3克　炙前胡6克　浙贝母9克　白杏仁9克（杵）　炙橘红4克　竹茹12克　炙枇杷叶12克　白茅根4克　冬瓜子皮各9克　竹沥半夏8克

三诊：表邪已解，寒热尽退，肺气犹未清肃，咳嗽欠爽。症势虽平，务慎饮食。

赤白苓各9克　浙贝母9克　仙露夏5克　生蛤壳18克（杵）　蜜炙前胡5克　白杏仁9克（杵）　白茅根12克　冬瓜子皮各9克　炙枇杷叶12克　炙橘红4克　金沸草8克（包）

按：恶寒身热，乃表寒外束，苔黄渴饮，为里热内盛。表寒里热，麻杏石甘汤是属正治。服后表寒渐解，而里热尚盛，故仍宗原方，减少麻黄，加重石膏，用药细审，切于病情，深为可法。

寿某　男。55岁。4月。

酒后触风引起湿痰，而致身热头疼咳嗽，痰稠胸闷，食减肢酸，舌苔白腻，脉弦。拟辛温解表法。

桂枝尖2.4克　杏仁9克　炙前胡8克　炒香豉5克　荆芥5克　藿香6克　橘红6克　刺蒺藜8克　杜苏叶5克　宋半夏8克　象贝9克

二诊：形寒身热已解，头疼咳嗽亦瘥，胸闷得宽，目尚昏眩，舌白脉缓，再以宣肺化痰。

杏仁9克　宋半夏8克　象贝9克　炒苏子8克　白前6克　旋覆花8克（包煎）　炙款冬花9克　制南星4克　省头草6克　天麻5克　决明子9克

按：外触风寒内蕴痰湿之证，故治用疏散风寒、宣肺化

痰，酌佐芳香化湿之剂。

金某 男，40岁。3月。杭州。

风热外袭，肺卫失肃，身热咳嗽，痰滞不爽，便秘溲赤，舌绛苔黄，脉象浮数。拟清热涤痰。

桑叶9克 白杏仁9克（杵） 炒牛蒡子6克 青连翘9克 甘菊花6克 炙前胡6克 枇杷叶12克（拭包） 天花粉9克 浙贝母9克 全瓜蒌12克（杵） 竹茹12克

二诊：痰为热留，热因痰困，痰热交煎，日耗气液，前以清热涤痰，热势已退，咳嗽如故，肺失清肃之令，痰浊尚恋，舌绛起有芒刺，津液未复故也。治拟肃肺涤痰，兼清余热。

鲜石斛9克（劈，先煎） 橘红橘络各5克 茯神15克 川贝母9克 竹茹9克 黛蛤散12克（包） 天花粉9克 黑山栀6克 粉丹皮5克 白杏仁9克（杵） 白薇9克

三诊：热退，咳痰减少，大便秘结，食入胀闷，头晕乏力，乃邪去正虚之征也。

扁石斛9克（劈，先煎） 米炒麦冬9克 细生地12克 抱木茯神12克 生白芍5克 制木瓜2.4克 山楂肉9克 范志曲6克（包） 生谷芽9克 火麻仁12克（杵） 蜜炙枳壳5克

按：本例系风热两灼肺胃，酿痰咳嗽之证，故先以清热宣肺为主，继用清肺化痰。三诊时，咳痰俱减，而大便不通，乃津伤热结之故。若投硝黄恐复伤阴，而用楂、曲、枳壳疏利腑气，麦、地、麻仁滋液润肠，实为增液承气之变法也。

赵某 女，33岁。8月。余杭。

脾湿生痰，痰阻于肺，清肃不行，咳痰稠白，湿滞于中，胸脘窒闷，饮食亦减，脉滑苔白。治宜理脾化湿，肃肺涤痰。

白杏仁9克（杵） 泡射干4克 炒甜葶苈子6克（杵，包） 炒香枇杷叶12克（包） 化橘红5克 姜汁炒竹茹9克 宋半夏8克 茯苓12克 盐水炒前胡6克 金沸草9克（包）

炒苏子9克（包）

二诊：进前方后，稠白之痰，日渐减少，咳嗽亦止，湿注于下，腰酸带多，舌苔白腻，脉濡而滑。再拟肺脾同治。

赤白二苓各9克　制茅白术各5克　宋半夏8克　炙橘红5克　金沸草9克（包）　炒白薇6克　炙白前6克　煅赭石18克　炒杜仲18克　潼蒺藜9克　炙白鸡冠花12克

按：脾为生痰之源，肺为贮痰之器，肺脾同虚，痰湿内阻，上泛成咳。初以肃肺化痰，服后痰少咳平，而又见腰酸带多，乃脾虚不能运湿，留湿下注，故接用二苓、二术，健脾燥湿，其中白鸡冠花一味，叶老治湿滞带下，每见卓效。

杨某　男，29岁。5月。杭州。

阴虚火升，火刑金烁，咳而咽燥，两胁震痛，午后有虚潮之热，脉象弦数，舌红而干，延有失血之虞。

清炙桑白皮6克　地骨皮9克　黛蛤散12克（包）　煅赭石12克　天花粉6克　川郁金5克　橘红络各5克　粉丹皮5克　蜜炙白薇9克　川贝9克　冬瓜仁12克

二诊：潮热已减，咳嗽胸痛见瘥，脉不数，失血之累或可幸免矣。

白杏仁9克（杵）　地骨皮9克　蜜炙枇杷叶12克　炙白薇9克　清炙桑白皮6克　代赭石15克　蛤壳12克（杵）　川贝6克　炒橘红5克　川郁金5克　泡射干2.4克　炙紫菀6克

三诊：火不烁金，金润始复，热退咳减，胁痛已止，脉弦，舌红。再拟清润养肺。

南沙参9克　麦冬9克　甜杏仁9克（杵）　代赭石12克　蛤壳15克（杵）　炙紫菀6克　川郁金5克　炒橘红5克　冬瓜仁12克　蜜炙款冬花9克　川贝6克　杜仲12克

按：脉见弦数，舌质干红，咳而咽燥，两胁震痛，为肝阴不足，木火偏亢，上刑于肺，必然耗伤肺阴。阴虚火扰，易伤阳络，故谓有失血之虞。治用养阴润肺，镇肝降火，乃使气火下降，肺气得以清肃，则咳嗽自平矣。

洪某　男，29岁。3月。杭州。

相火内炽，肾水不济，上则咽喉作痛，咳嗽痰中夹血，下则梦遗失精，腰背酸楚，脉来左寸右尺数劲。证属金水两亏，久延防成虚损。

根生地15克　元参9克　生首乌15克　甘草3克　原麦冬9克　粉丹皮6克　潼蒺藜9克　盐水炒川柏4克　马勃5克　芡实9克　生牡蛎18克（杵）　茯神12克

二诊：咳轻血止，咽喉之痛已瘥，近日亦未梦遗，仍守原法增损。

大生地15克　制女贞9克　潼蒺藜9克　麦冬9克　陈山萸肉6克　茯神12克　生牡蛎18克（杵）　芡实12克　粉丹皮6克　怀山药9克　元参9克

按：肾居坎中，内寓相火，相火一动，龙火随起，火性炎上，水无以济，上为咽痛咳血，下为梦遗腰酸。盖精与血原系一体，精血既耗，故防有入损之虑。立方未见治咳，而重在壮水制火，所谓辨证求因、审因论治也。

王某　男，69岁。10月。绍兴。

高年气虚，肺肾两亏，肃纳无权，久咳不已，腰背引痛，动生气逆，痰多稀白，脉沉细，苔薄白。治拟温肾健脾，肃肺化痰。

炒菟丝子9克（包）　炒杜仲18克　盐水炒桑椹子9克　盐水炒甘杞9克　米炒上潞参9克　茯苓12克　宋半夏8克　天冬9克　炙款冬花9克　炮姜3克　拌捣五味子2.4克　参贝制陈皮5克

二诊：咳逆俱瘥，痰亦减少，但体虚一时难复，仍宗前法加减再进。

米炒潞党参12克　炒冬术6克　云苓12克　盐水炒甘枸

杞子9克　炮姜3克　拌捣五味子2.4克　炙款冬花9克　炒橘红5克　宋半夏9克　盐水炒杜仲15克　盐水炒菟丝子9克　潼蒺藜9克

按：本例治法，补肾阳不用刚燥，滋肾阴而避滋腻。肺为肾之母，肾乃肺之子，子能令母实，补肾即益肺；脾为肺之母，培土则生金。恙由三脏俱虚，益肺、健脾、补肾同进，权衡可识矣。

殷某　女，32岁。杭州。

阴虚之体，感受风邪，初起失治，风从热化，热蕴肺胃，发热干咳无痰，喉痛声哑，口干咽燥，喜饮，脉象弦滑，舌淡苔黄。拟用甘凉润剂。

生石膏15克（杵，先煎）　知母9克　桔梗5克　生甘草5克　连翘9克　山豆根9克　牛蒡子6克（杵）　金锁匙9克　乌元参9克　石菖蒲5克　老蝉3只（去头足）

二诊：前方服后，热退，喉痛已止，声音渐扬，口干咽燥减轻。宗原法，续服3剂，声音清朗，诸症俱瘥。

按：阴虚感邪，最易化热，热乘肺金，致声音嘶哑，为金实不鸣。方用辛凉清润，开宣肺气，热泄则不灼金，肺气清肃则声音自扬也。

哮　喘

张某　男，12岁。2月。于潜。

哮喘起已十载，时发时止，迩因新感，引起宿患，咳嗽阵作，气逆痰鸣，鼻流清涕，胸闷胁痛，脉滑苔黄。先拟泄肺豁痰。

猴枣粉0.6克（分吞）　炙桑白皮6克　白杏仁9克（杵）　甜葶苈子6克（包）　炒苏子8克　前胡6克　宋半夏6克　金沸草8克（包）　蜜炙橘红5克　茯苓12克　冬瓜子皮各9克

二诊：哮喘未平，有痰不能外吐，气逆难以平卧；但胸闷胁痛，不若前甚，脉弦滑，苔薄黄。

马宝粉 3 克（分吞） 蜜炙前胡 6 克 茯苓 12 克 炙酥皂荚子 5 克 炙苏子 8 克 仙露半夏 8 克 甜葶苈子 6 克（包） 白杏仁 9 克（杵） 生灵磁石 30 克（杵，先煎） 白毛化橘红 5 克 煅鹅管石 12 克

三诊：新感已解，哮喘趋平，咳减痰少，而能平卧，胃纳亦醒，仍守原意出入。

宋半夏 8 克 茯苓 12 克 蜜炙橘红 5 克 炙苏子 8 克（包） 煅鹅管石 9 克 白杏仁 9 克（杵） 炙酥皂荚子 4 克 海石 12 克 生灵磁石 30 克（杵，先煎） 金沸草 8 克（包） 柿霜 9 克（分冲） 马宝粉 3 克（分吞）

按：哮虽宿疾，多夹新感，本例表邪郁肺，酿痰生热，上壅气道，呼吸受阻，而致咳逆满闷，难以平卧。初用猴枣开豁痰热，苏葶泻肺降逆，复以马宝、皂荚、海石等，导痰下行，使火降痰消，症乃缓解。此标急之候，法在权变耳。

王某 男，16 岁。9 月。杭州。

哮喘自幼而起，每因外感诱发。昨起形寒肢冷，气喘不得平卧，胸闷痰多稀白，喉间如水鸡声，脉沉弦，苔白滑。拟用小青龙法。

麻黄 3 克 桂枝 2.4 克 白杏仁 9 克（杵） 茯苓 15 克 生甘草 2.4 克 北细辛 2.1 克 泡射干 4 克 姜半夏 9 克 化橘红 5 克 炒白芥子 5 克（杵） 炒苏子 6 克（杵，包） 淡干姜 2.4 克 前胡 6 克

二诊：形寒已解，肢冷转暖，气喘渐平，痰咯亦松，喉中痰声已杳，夜卧尚可着枕，脉弦右滑。再守原法续进。

炙麻黄 3 克 泡射干 4 克 北细辛 1.5 克 炒橘红 5 克 姜半夏 9 克 茯苓 12 克 炙甘草 2.4 克 桂枝 2.4 克 干姜 2.4 克 五味子 2.1 克 前胡 6 克 红枣 3 只

三诊：气逆已平，痰咯亦爽，惟人倦少力，纳钝胸闷，脉缓滑，苔薄白。再拟益气健脾而化痰湿。

米炒潞党参 8 克　苏梗 6 克　枳壳 2.4 克　炒白术 6 克　茯苓 12 克　炙甘草 3 克　姜半夏 9 克　陈皮 5 克　淡干姜 2.4 克　桂枝 2.4 克　前胡 6 克　红枣 3 只

赵某　男，36 岁。8 月。乔司。

感邪失解，肺胃痰热郁滞，身热口渴，喉间哮鸣，气逆，难以平卧，痰呈稠黄，大便秘结，脉滑数，苔黄燥。风热挟痰之证，治用麻杏石甘汤加味。

炙麻黄 3 克　生石膏 15 克（杵，先煎）　白杏仁 9 克（杵）　生甘草 2.4 克　炒黄芩 5 克　清炙桑白皮 9 克　炒甜葶苈子 6 克（杵，包）　莱菔子 9 克（杵）　旋覆花 9 克（包）　海石 12 克　瓜蒌皮 12 克　广郁金 9 克

二诊：热退便通，痰热已得开泄，咯痰得爽，哮喘渐平，舌苔黄薄欠润，脉滑带数，再清肺胃之热，佐以豁痰平逆。

黛蛤散 12 克（包）　生石膏 15 克（杵，先煎）　知母 8 克　川贝 6 克　白杏仁 9 克（杵）　清炙桑白皮 9 克　淡黄芩 5 克　鲜竹茹 9 克　旋覆花 9 克（包）　天花粉 9 克　鲜芦根 1 尺（去节）

三诊：哮喘已平，痰少咯爽，卧能着枕向安，苔转淡黄而润，脉来缓滑。当予清肺养胃，以撤余邪。

南沙参 9 克　麦冬 9 克　天花粉 9 克　川贝 6 克　川石斛 12 克　清炙桑白皮 9 克　鲜竹茹 9 克　冬瓜仁 15 克　蛤壳 18 克（杵）　东白薇 9 克　枇杷叶 12 克（拭，包）

按：前例为饮湿内蕴，触受风寒，发为“冷哮”，故症见形寒肢冷，痰多稀白，苔白滑，脉沉弦。后例乃感邪失解，痰火郁滞，属“热哮”，故症见身热口渴，喉间哮鸣，痰黄稠，苔黄燥，脉滑数。两者病因不一，故临床所见有异，治法亦各不同。如前者法小青龙合二陈加苏、莱二子，以散表寒，而蠲

里饮；后者用麻杏石甘佐黄芩、桑白皮、葶、莱二子，清豁痰热，兼解表邪，此即同病异治也。

张某　男，65岁。11月。杭州。

喘嗽已历二十余年之久，每在气候转变或过于疲劳即发。入冬以来，宿喘举发，咳嗽短气，抬肩掀肚，饮食不进，口干唇燥，脉象沉细而软，舌淡苔燥。实喘治肺，虚喘治肾，如今肺肾同亏，治拟益气补肾。

移山参9克（先煎）　麦冬12克　北五味子2.4克　炒玉竹9克　川贝6克　熟地黄炭18克　茯苓12克　炒杜仲12克　紫石英15克（杵）　胡桃肉3枚（连衣打）

二诊：虽能略进饮食，而喘促未平，口干咽燥如故，小溲短少，脉象沉细，本元已虚，病深日久，难图速效，再宗原法出入。

移山参9克（先煎）　麦冬12克　大熟地炭15克　淡苁蓉9克　炒杜仲9克　茯苓12克　北五味子2.4克　煨补骨脂9克　紫石英15克（杵）　川贝9克　胡桃肉3枚（连衣打）　炒怀牛膝9克

三诊：前方服后，气逆略平，胃纳渐增，而小溲仍然短少，脉象沉细，舌苔转润。既见效机，原意毋庸更改。

移山参6克（先煎）　麦冬12克　北五味子3克　茯苓12克　炒杜仲12克　淡苁蓉9克　大熟地炭12克　山萸肉6克　泽泻6克　米炒怀山药9克　胡桃肉3枚（连衣打）

四诊：气逆已平，纳食如常，而小溲仍然不多，脉象沉细，苔白。肺气虽得肃降，而肾虚未复，再以济生肾气丸加减。

桂心1.8克（研粉，饭丸吞）　大熟地12克　淡附片5克　山萸肉6克　淡苁蓉9克　车前子9克　炒怀牛膝9克　茯苓15克　泽泻9克　米炒怀山药12克　甘枸杞子9克　制巴戟6克　胡桃肉3枚（连衣打）

五诊：气平，小溲增多，肾气丸12克，每日分2次送吞。

按：治喘不离肺、脾、肾三脏，病在脾肺，邪在上、中焦，根蒂未伤，其病犹浅；在肾者，病出下焦，肾不纳气，阴阳枢纽失交，其病则深。本例证属肺肾同亏，本末俱病，故以金水同治。前三诊用生脉散合温肾镇纳之剂，服后肺得清宁，肾得蛰藏，气逆渐平，口干咽燥转润，而独小便不多，乃肾虚开合失司，故续用济生肾气丸加减，温肾化气行水。五诊小溲增多，脉转细缓，易汤为丸，以资巩固。

钱某　男，76岁。11月。上海。

耄耋之年，下元久虚，入冬以来，咳喘频发，痰多稀白，行动气逆，形寒怕冷，饮食少进。今午突然口张息促，额汗如珠，面青足冷，俯伏几案，不能平卧，按脉两手沉细近微，舌淡苔薄。真气衰惫，孤阳欲脱，亟拟扶元镇固，以挽危急。

别直参9克（另煎和入）　蛤蚧尾1对（研细末，分二次吞）　淡熟附块9克　炮姜5克　北五味子5克　局方黑锡丹12克（杵，包煎）

二诊：昨进扶元救脱之剂，喘息略平，额汗已收，足冷转温，面容苍白，脉象细弱，精神疲乏。虚喘在肾，再当温摄下元。

熟附块12克　熟地黄炭15克　牛膝炭9克　煨补骨脂9克　炒胡芦巴9克　制巴戟9克　北五味子5克　沉香末2.4克（分冲）　紫河车5克（焙，研细末，分吞）　盐水炒紫衣胡桃肉4枚

三诊：咳喘较平，已能平卧，饮食稍进，精神见振；惟腰膝酸软，动则气逆，脉象虽细，较前应指。再拟原法续进。

熟附块9克　大熟地15克　盐水炒怀牛膝9克　煨补骨脂9克　制巴戟9克　潼蒺藜9克　炒菟丝子9克（包）　北五味子3克　灵磁石30克（先煎）　紫河车3克（焙，研细末，分吞）

四诊：喘逆渐平，咳少痰稀，胃纳已苏，面色转正，脉来细缓，舌苔薄白。再拟固摄肾气。

金匮肾气丸，每日早晚各服6克，用淡盐汤送吞。

按：虚喘而见额汗面青，肢冷脉微，则一线孤阳，已将垂绝，故急进大剂参、附，峻补元阳，蛤蚧、黑锡，镇固摄纳。服后汗收肢温，喘息转平。继用河车、熟地、故纸、巴戟、牛膝、胡桃、沉香等，助阳纳气。三诊后病情渐趋好转，接用金匮肾气丸，以固根蒂。先后四诊，环环相扣。

痰　饮

陈某　男，56岁。11月。昌化。

脾肾阳虚已久，水寒化饮，渍之于肺，咳嗽气逆，动则更甚，腰背酸痛，不耐久坐。腰为肾腑，督脉行背，肾虚督脉不充故也。两脉迟滑无力，拟壮肾阳，温化水饮。

淡熟附块9克　炮姜6克　淡吴萸1.5克　姜半夏6克　白茯苓12克　炒橘红5克　补骨脂9克　盐水炒胡桃肉9克　仙灵脾9克　五味子3克　煨狗脊12克　盐水炒枸杞子9克

二诊：服前方后，脾肾之阳稍复，咳逆见瘥，腰背之痛亦减，苔白薄，脉如前，原方出入再进。

淡熟附块9克　姜半夏9克　米炒上潞参9克　炒於术6克　茯苓12克　制巴戟9克　炮姜5克　捣炒北五味3克　鹿角片6克　甘枸杞子9克　化橘红5克　胡桃肉9克　补骨脂9克　清炙款冬花9克

三诊：续服右归丸、六君丸各9克，每日和匀分吞。

按：内饮之因，源于脾肾，治用暖肾通阳，温脾化饮。盖肾不暖则阳无以通，脾不温则饮无以化，所谓治病必求其本也。

童某　男，53岁。10月。杭州。

痰饮内留，受寒而发，咳嗽气逆，不得平卧，形寒怯冷，纳少呕恶，舌苔白腻，脉浮弦而滑。拟小青龙汤加减。

蜜炙麻黄 2.4 克　桂枝 2.1 克　姜半夏 6 克　茯苓 12 克　生甘草 2.4 克　炒橘红 5 克　炒白芍 5 克　白杏仁 9 克（杵）　炒苏子 9 克（杵，包）　干姜 3 克　拌捣炒五味子 1.5 克　煅鹅管石 12 克

二诊：服小青龙汤二剂，喘逆咳嗽顿瘥，形寒呕恶均除，风寒已解，饮未尽化，脉转缓滑。再以苓桂术甘汤加味。

桂枝 2.1 克　茯苓 12 克　炒白术 9 克　炮姜 3 克　拌捣炒五味子 1.2 克　炙甘草 2.1 克　旋覆花 9 克（包）　煅代赭石 15 克　姜半夏 6 克　鹿角片 9 克　炒橘红 5 克　炙紫菀 6 克

按：本例为外感风寒，内停水饮之证，故用小青龙汤解表化饮，止咳平喘。二诊接用苓桂术甘合旋、赭、鹿角等温肾蠲饮，斡旋中枢，方虽两则，而治饮大法已备典范。

陈某　男，65 岁。10 月。余杭。

脉来细弦而滑，火衰不能熏土，土虚不能化物，日进水谷，难化精微而为饮。咳嗽气逆，痰多白沫，阳虚气馁，畏寒肢冷，起动无力，动则气促。大气出于脾胃，根于丹田，治用健脾温肾，以蠲水饮。

米炒东洋参 8 克（先煎）　姜半夏 6 克　清炙甘草 2.4 克　茯苓 15 克　炒於术 8 克　炮姜 3 克　淡吴萸 1.8 克　炒杜仲 12 克　炒胡芦巴 9 克　煨补骨脂 9 克　陈皮 6 克　炒当归 9 克

二诊：咳嗽气逆已瘥，痰亦减少，起动稍感有力，胃纳亦可；惟畏寒肢冷如故，脉仍细滑，苔白。原意增减再进。

米炒上潞参 12 克　炒於术 6 克　云苓 15 克　炮姜 3 克　姜半夏 3 克　川桂枝 2.4 克　煨补骨脂 9 克　炒胡芦巴 9 克　炒橘红 5 克　清炙甘草 2.4 克　炒白前 6 克

赵某　女，50 岁。11 月。昌化。

阳虚水饮停滞，咳逆痰多稀薄，终日形寒恶冷，腰背酸疼，苔白，脉象沉细。宗《金匮》法。

黑锡丹6克（杵，吞） 炙桂枝3克 茯苓12克 炒白术6克 炙甘草3克 干姜5克 姜半夏5克 五味子2.4克 炙紫菀9克 鹿角霜9克 炙白前6克 炒苏子9克（杵，包）

按：痰饮系阴盛阳衰、本虚标实之证，健脾温肾，原属正治。以上两案，前者意在补火生土，健脾蠲饮；后者重在扶阳化饮，温肾纳气，所谓同中有异也。

李某 女，52岁。4月。余杭。

中虚停饮，肝气郁滞，咳嗽胸胁引痛，背寒肢冷，大便溏泄，脉来右弦滑左细缓，仿严氏四磨饮法变通之。

沉香1.8克（磨汁，分冲） 麸炒枳壳3克 台乌药5克 姜半夏6克 茯苓24克 炙甘草2.4克 炒白前6克 炮姜2.4克 五味子1.2克 新会白5克 原怀山药9克（杵） 代赭石18克 红枣4个

二诊：前进四磨合二陈，服后胸脘较舒，咳减，气亦渐平；惟大便仍溏，乃中州脾土虚寒耳。续以理中加味。

米炒东洋参9克（先煎） 土炒白术6克 炮姜2.4克 炙甘草2.4克 带壳阳春砂4克（杵，后下） 台乌药5克 茯苓15克 赭石18克 新会白3克 姜半夏9克 原怀药9克（杵） 沉香1.8克（磨汁，分冲）

按：本例系中虚停饮，气机郁滞，处方用理气化饮，先治其标，继以温中健脾，乃顾其本。

俞某 男，60岁。10月。临安。

脾阳虚则积湿为痰，肾阳惫则蓄水成饮。痰饮上泛，咳嗽气逆，痰味带咸，形寒畏冷，脉象滑而无力，舌苔薄腻。体虽虚，腻补难投，虑为痰饮树帜耳。

炮姜3克拌捣炒 五味子2.1克 细辛2.4克 姜夏6克

茯苓12克　炙橘红5克　金沸梗9克（包）　煅代赭石15克　煅灵磁石15克　炒杜仲12克　沉香末1.8克（分冲）　炙紫菀9克　红枣3枚

按：《明医杂著》载："痰之本，水也，原于肾；痰之动，湿也，主于脾。"此案脾阳既虚，肾阳亦衰，症见气逆息短，为肾气失纳；痰有咸味，乃肾虚水泛。立方不用肾气之类，恐其腻补碍邪，故用二陈理脾化湿，炮姜温中，五味敛肺，细辛温肾行水，沉香、二石镇逆纳气。方从青龙化裁，用药颇为灵动。

孟某　男，49岁。9月。余杭。

夙有饮病，复受外感，咳嗽气喘，痰不易出，脉象弦滑而数，苔白中黄。伏饮与新感相激，饮邪夹热之证，小青龙加石膏法。

炙麻黄2.4克　川桂枝2.1克　石膏9克（杵，先煎）　干姜3克　拌捣炒五味子2.1克　炙甘草2.1克　细辛2.4克　白杏仁9克（杵）　茯苓12克　宋半夏8克　炙酥皂荚子4克　炒白前6克　炒苏子8克（杵，包）

黄某　男，55岁。1月。

触感引起支饮复发，形寒壮热无汗，咳嗽气逆，痰多白黏，胸闷气塞，食欲不振，苔腻，脉来滑数，仿长沙法。

清炙麻黄5克　杏仁9克　生石膏12克　甘草1.5克　橘红6克　宋半夏8克　清炙前胡8克　蛤壳15克　甜葶苈子6克　茯苓12克　炒北秫米12克（包煎）

二诊：前方服后仍不见汗，形寒如故，体温高至39℃，热甚谵语，咳嗽痰稠难吐，气逆未平，大便虽下，溲仍短赤。原方出入再进。

甜葶苈子6克　麻黄5克　生石膏12克　炙前胡8克　橘红6克　茯苓9克　竹沥半夏8克　杏仁9克　冬瓜仁12克　冬桑叶12克　生甘草0.3克　大枣3枚

三诊：见薄汗，身热渐退，咳逆较平，寐中仍有谵语，痰未尽消耳。仍宗前法，佐镇降之味。

麻黄4克　杏仁9克　生石膏15克　炙前胡8克　蛤壳15克　橘红6克　辰茯神9克　竹茹9克　旋覆花9克（包煎）　甜葶苈子6克　灵磁石30克　3剂

四诊：热退咳减，气逆渐平，并思纳食，惟寐中尚多梦扰，舌净，脉缓无力。当予顾本。

上党参6克　茯神12克　橘红6克　炙前胡8克　冬瓜仁12克　穞豆衣9克　竹茹9克　炒晒术5克　夜交藤9克　蛤壳15克　5剂

按：痰饮夹感，咳喘多痰，治宜泄肺化饮平喘。前案外寒内饮兼有郁热，用小青龙加石膏，散寒蠲饮，兼清郁热。方中加皂荚子一味，叶老取其滑降，以治顽痰难出，风痰壅盛屡效。后案痰热壅盛，肺金失肃，故用麻杏石甘合葶苈大枣加味，以清热泻肺，化痰降逆，药后热清痰消，效如桴鼓。

肺　痈

金某　男，50岁。8月。于潜。

咳嗽痰多腥臭，而夹脓血，咳时胸胁作痛，下午身热，脉滑数，舌尖绛，中燥白。仿千金苇茎合白虎法。

鲜芦根60克（去节）　冬瓜仁15克　生苡仁12克　生石膏24克（杵，先煎）　知母12克　生甘草9克　桃仁2.1克（杵）　淡子芩6克　鱼腥草18克　川贝5克　白薇9克

二诊：前方服后，热退咳减，胸胁之痛亦瘥，痰少，腥臭尚存。原法增减续进。

生石膏24克（杵，先煎）　知母12克　生甘草8克　淡子芩6克　川贝母5克　天花粉6克　鱼腥草12克　半枝莲9克　冬瓜仁18克　桃仁1.8克（杵）　蒲公英9克　忍冬藤12克　鲜芦根45克（去节）

三诊：两进清肺排脓之剂，腥臭之痰，日渐减少，胸痛咳嗽亦瘥。再清肺热而化痰浊。

生石膏21克（杵，先煎） 生甘草6克 知母12克 冬瓜仁12克 生苡仁5克 桃仁3克（杵） 鱼腥草12克 败酱草24克 白薇9克 炙前胡6克 鲜芦根30克（去节）

按：叶老治肺痈，常用千金苇茎合白虎加淡子芩，以清热散结。若脓已成，则增入鱼腥草、败酱草、半枝莲等解毒排脓，效果颇好。

倪某 男，40岁。9月。昌化。

平素嗜酒，痰湿内滞，久蕴化热，熏灼肺胃，身热咳嗽，胸胁作痛，痰多腥红，咽喉梗疼，唇舌糜烂，舌紫绛，中剥，脉象弦数。热壅血凝，肺痈已成，但体属阴虚，不可忽视。

西洋参6克（另煎和入） 鲜石斛15克（劈，先煎） 鲜芦根2尺（去节） 鲜生地18克 败酱草9克 丹皮9克 桃仁2.1克（杵） 麦冬9克 青黛0.9克 拌人中黄5克 冬瓜子15克 板蓝根6克 赤芍9克 降香2.4克（后下）

二诊：前方服后，热退咳减，咽痛见轻，胸胁之疼亦瘥，痰多腥臭如故。原法出入。

川贝9克 鲜石斛10克（劈，先煎） 鲜芦根1尺（去节） 桃仁2.4克（杵） 冬瓜仁15克 生苡仁12克 鲜竹茹9克 板蓝根5克 丹皮6克 赤芍6克 黛蛤散12克（包） 麸炒枳实1.8克 生赭石15克（杵） 橘红5克 鲜石斛9克（劈，先煎）

三诊：两脉已转平缓，舌质干绛转润，咳减腥痰渐少，胸胁之痛不若前甚，唇舌糜烂，咽喉之痛亦愈。阴虚渐复，痰火尚未清撤耳。

扁石斛9克（劈，先煎） 橘红络5克 鲜竹茹9克 板蓝根5克 赤芍5克 桃仁2.4克（杵） 青黛拌茯神15克 冬瓜仁9克 粉丹皮6克 川郁金6克 生苡仁9克 生蛤壳

15克（杵） 川贝6克 麸炒枳实1.8克 鲜芦根1尺（去节）

按：此例为肺痈之见有阴虚者，故在清肺泄热解毒之中，佐以参，麦等以养阴滋液，虚实两顾。

肿 胀

林某 女，22岁。2月。杭州。

始有寒热，治后虽退，而咳嗽不已，由上而下全身漫肿，头大如斗，双目合缝，气逆不耐平卧，小溲短少，食入腹笥作胀，按脉浮滑而数，舌苔白薄。水气内停，风邪外袭，两者相搏，溢于皮肤成肿。经云：“病始于上而盛于下者，先治其上。”拟大青龙法。

生麻黄3克 白杏仁9克（杵） 生石膏15克（杵先煎） 甘草2.4克 桂枝木2.4克 陈皮5克 粉猪苓9克 生姜皮1.5克 茯苓皮12克 清炙桑白皮9克 炒椒目5克（包）

二诊：气逆略平，汗出无多，咳嗽如故，肿势未消，按脉浮滑，舌苔白薄。水气逆肺，肺失肃降，气机不利，水湿难消。再拟疏风宣肺，行气利水。

生麻黄3克 白杏仁9克（杵） 桂枝木5克 生石膏15克（杵，先煎） 冬瓜子皮各12克 陈皮5克 带皮苓9克 清炙桑白皮9克 炒椒目3克（包） 生姜皮2.4克 紫背浮萍6克

三诊：肺气得宣，汗出尿增，水肿十去五六，咳嗽大减，气逆渐平，脉浮，苔白。病有转机，再以原法出入。

生麻黄1.5克 白杏仁9克（杵） 桂枝木3克 茯苓9克 炒晒白术5克 炙陈皮5克 炒枳壳5克 泽泻6克 大腹皮9克 防己5克 清炙桑白皮6克

四诊：水肿已退八九，气逆亦平，食后腹笥仍胀，脉弦而细，舌苔白薄。水为阴邪，水湿久停，中阳不展，脾失健运，

再拟温中化气利水。

桂枝木 5 克　姜皮 3 克　冬瓜子皮各 12 克　清炙桑皮 9 克　茯苓皮 15 克　泽泻 6 克　炒晒白术 6 克　猪苓 9 克　炒椒目 3 克　平地木 15 克　大腹皮 9 克　红枣 5 只

五诊、六诊：水肿已消，咳嗽气逆俱平，接服六君子汤加猪苓、泽泻、桂枝等健脾化湿，连续进 10 余剂而告全愈。

按：古人以先喘后胀治肺，先胀后喘治脾。肺主一身之表，与皮毛合，风邪袭表，则肺气不宣，气滞则水不行，流溢肌肤成肿。《金匮》云："诸有水者，腰以下肿，当利小便；腰以上肿，当发汗乃愈。"患者初起形寒身热，先肿头面，由上而下，属风水，治当发汗。迭进泄表行水，服后汗出，咳逆渐平，水肿消去大半，病势显有转机，而两脉仍有浮象，既已汗不宜过汗，故接用通阳利水，五苓、五皮加减，少佐麻黄，宣肺利气，以通水道。以后水肿已消，但水湿之内聚，原于阳气不足，故续以六君子加味和中煦阳，使中焦阳气日隆，则水有所制，而不复聚。

魏某　男，7 岁。10 月。昌化。

全身浮肿，日久未消，迩又咳喘之增，胸闷纳呆，渴不欲饮。前医曾用宣肺疏表，肿势未消，两脉沉细，乃脾虚不能制水，水气泛滥，上渍于肺，而致咳喘不已。治拟宣肺温脾，以消浊阴。

桂枝木 3 克　炒橘红 2.1 克　冬瓜子皮各 9 克　制巴戟 5 克　仙半夏 6 克　茯苓 12 克　淡熟附块 5 克　泽泻 5 克　炒胡芦巴 8 克　生姜皮 3 克　杏仁 9 克（杵）

二诊：前用通阳利水，阴霾渐消，反不口渴，全身浮肿逐渐消退，中脘胀闷亦减。前方既效，再守原法出入。

桂枝木 3 克　茯苓 12 克　淡熟附块 6 克　陈皮 6 克　炒胡芦巴 8 克　姜皮 4 克　平地木 9 克　泽泻 5 克　冬瓜子皮各 9 克　陈香橼皮 9 克　制巴戟 6 克

此方服3剂后，肿退，症状消失。

按：此案属脾肾阳虚，肾虚不能行水，浊阴泛滥；脾虚失于运化，水湿停滞。全身浮肿日久不消，水气上冲渍肺，而致咳喘，故用温肾助阳、崇土制水之法，此与上例风水因风邪壅肺、肺气不宣引起之咳喘，病机各有不同，治疗亦异。

蒋某　男，24岁。8月。杭州。

脾土为湿所困，健运失权，阴寒偏胜，全身漫肿，已达二月未退，胸宇塞闷，口淡无味，胃纳减退，小溲短少，大便溏泄，两脉涩迟，舌苔白腻。脾阳不振，浊阴停滞，水反侮土。治拟温中实脾。

桂枝木3克　制苍术6克　淡附子6克　姜皮5克　京小葫芦5克　茯苓皮5克　煨草果6克　陈皮5克　枣儿槟榔9克（杵）　平地木15克　制川朴5克

二诊：服实脾饮加减，小溲增多，水肿略见消退，腹胀较宽，大便已不溏薄，而胃纳不佳如故，脉象细迟，舌苔白薄。脾阳未展，浊阴难消，再守原法出入。

桂枝木3克　炒苍术5克　冬瓜子皮各12克　制川朴5克　煨草果6克　茯苓12克　枣儿槟榔9克（杵）　生姜皮5克　冬葵子9克　平地木15克　淡附子9克　炙陈香橼皮5克

三诊：脾阳有来复之渐，小溲增多，全身肿胀，已去其半。日前又受外感，形寒身热，鼻塞头痛，稍有咳嗽，脉浮数，苔白薄。先拟解表疏邪，杏苏散加减。

杜苏叶5克　白杏仁9克（杵）　炙橘红5克　炙前胡6克　薄荷叶3克（后下）　桔梗5克　宋半夏6克　茯苓12克　炒枳壳5克　青防风5克　生姜2片

四诊：感冒已愈，小溲亦多；惟纳食欠馨，口淡而腻，腹笥仍胀，脉象沉细，舌苔白薄。中阳久伤，纳运失和，表症已解，仍当治本。

淡附子9克　茯苓12克　桂枝木5克　制川朴5克　炒晒白术6克　炒枳壳5克　平地木24克　陈皮5克　煨草果5克　杜苏叶5克　炒椒目3克（包）

五诊：水肿消退七八，腹笥胀满已宽，纳食增加，而神倦乏力如故，脉象沉细，较前有力，舌苔白薄。脾阳得展，浊阴无以再存，前法仍可再进。

淡附块9克　茯苓12克　米炒上潞参6克　炙陈皮5克　桂枝木5克　姜皮5克　冬葵子9克　煨草果5克　炒晒白术6克　平地木9克　冬瓜子皮各12克

六诊：迭进崇土温运，全身水肿已退，胃纳亦复正常，脉象较前有力，舌苔白薄。阳气得振，水湿自行，再拟健脾温肾。

米炒上潞参9克　桂枝3克　淡附块6克　茯苓12克　炒晒白术6克　炙陈皮5克　平地木9克　川朴5克　冬葵子9克　制巴戟9克　炒胡芦巴9克

七诊：水肿消后，胃纳转佳，邪去正虚未复，再以温补脾肾。

淡附块9克　桂枝3克　大熟地12克　制巴戟9克　炙大有芪9克　茯苓12克　炒上潞参9克　陈皮5克　米炒怀山药9克　炒胡芦巴12克　泽泻6克

八诊：以桂附八味去丹皮，加参、芪、巴戟、胡芦巴，又服20余剂后，易汤为丸，继之。

按：患者全身漫肿，胸腹胀满，纳食减退，大便溏薄，两脉涩迟，舌苔白腻，为脾阳虚弱，运行失职，水湿停滞，溢于肌肤而肿。《医学入门》云："治阴水宜苦温燥脾胜湿，辛热导气扶阳。"治用实脾饮加减。方用苓、术实脾，附子、草果温脾，胡芦壳、平地木利水，槟榔、川朴、陈皮行气消水，桂枝通阳行水。盖气者，水之母也，土者水之防也，气行则水行，土实则水治。连续五诊，均以此方增损。以后改用两补脾肾，共服60余剂，诸症消失。

本例系浙江中医院住院病人，入院时检查：尿蛋白＋＋＋，颗粒管型＋＋。非蛋白氮36%，红细胞320万，血红蛋白10.5克。该院诊断为慢性肾炎（肾变性期），入院后，曾服五皮、五苓、导水茯苓汤等，而无显效，后请叶老会诊十一次，水肿尽退，症状消失。出院时检查，尿蛋白痕迹，非蛋白氮50%，红细胞385万，血红蛋白12克。

陈某　男，49岁。11月。杭州。

全身浮肿，按之没指，两月未消，面色苍白，腰背酸疼，纳食减退，少腹阴冷，大便溏薄，两脉沉细无力，舌苔白薄。命门火衰，脾失温运，法当益火之源，以消阴翳，金匮肾气丸加减。

砂仁2.4克拌捣　熟地黄15克　泽泻6克　淡熟附子6克　陈山萸肉6克　平地木15克　制巴戟9克　肉桂心3克（研细，饭丸吞）　茯苓12克　炒胡芦巴9克　瞿麦9克　怀牛膝9克

二诊：前进温补下焦，少火生气，中州得暖，水湿运行。小溲日益增多，水肿逐渐消退，而腰背酸痛如故，口干而不喜饮，乃阳气抑郁，津液不能上腾。再守原法出入。

砂仁2.4克拌捣　熟地黄15克　泽泻6克　肉桂心3克（研细，饭丸吞）　茯苓12克　冬葵子9克　制巴戟6克　炒胡芦巴12克　米炒怀药9克　炒怀牛膝9克　淡附子9克　炒椒目5克

三诊至五诊：水肿继续消退，仍宗原法（增损不多，未载）。

六诊：水肿尽消，纳食如常；惟脉象沉细无力如故，舌苔白薄。水湿久留，真阳埋没，虽然迭进温补，浊阴已消，而肾气久伤，恢复非易，再拟温肾益脾，俾使元阳来复，则阴邪无以再存。

鹿角胶6克（另烊，冲） 米炒上潞参9克 陈山萸肉6克 茯苓12克 清炙黄芪9克 炒枸杞子9克 砂仁2.4克拌捣 熟地12克 泽泻6克 米炒怀山药9克 炒胡芦巴9克 淡附子3克

上方共服30余剂，体力复常，恢复工作，以后常吞金匮肾气丸巩固。

按：患者两脉沉细，少腹阴冷，食少便溏，为命门火衰，火衰不能温土，土虚无以制水，水积气壅，泛溢成肿。用金匮肾气丸加减，乃仿益火之源，以消阴翳，俾使阴从阳化，三焦决渎有权，水道通利，溲多肿消，而脉象沉细如故，乃浊阴久停，肾阳一时难复，故六诊中再加参、芪、鹿角胶、枸杞子等益气温肾，使之巩固。

冯某 男，30岁。五月。杭州。

起由饮食所伤，气机阻塞，血不畅行，水血相混，腹胀如鼓，青筋显露，兼有寒热，纳食不佳，小溲短少，脉来弦涩。肝脾同病，治以理气行瘀。

鳖血炒柴胡3克 醋炙地鳖虫12克 生鳖甲15克 醋炒蓬莪术6克 五灵脂9克（包） 山楂炭6克 晚蚕砂12克（包） 炙青皮5克 大腹皮6克 炒桃仁5克（杵） 生赤芍6克 镇坎散6克（吞）

二诊：肝气乘脾，气滞血瘀，腹笥胀大，前用攻瘀之剂，腹胀略消，小溲增多，脉弦苔白。前方既效，循序而进，可望转机。

麸炒枳实6克 炒蓬莪术5克 炒江西术3克 泽泻6克 醋炒地鳖虫12克 炙陈皮6克 醋炙鳖甲12克 桃仁6克（杵） 梗通草9克 五灵脂8克（包） 山楂肉6克 镇坎散6克（吞）

按：先起伤于饮食，脾气已虚；又因情志抑郁，肝失调达。脾虚运化失职，浊气蕴滞，肝郁气机不利，瘀阻隧道，水

气内聚，乃成臌胀。故以桃仁、蓬莪术、五灵脂、地鳖虫活血破瘀，柴胡、枳实、山楂肉疏肝导滞，镇坎散行气消水，方药妥贴，服后即见转机。但病情错综复杂，非数十剂而能起色。奈三诊后处方业已散佚，难窥全豹，深为可惜。

王某 男，42岁。5月。吴江。

久居湿地，太阴受困，脾湿有余，无阳以化，浊阴凝聚而成膨胀，腹大如瓮，肌肉消瘦，渴不喜欢，胃纳不佳，脉象弦细，舌苔白腻。湿阻气滞，清浊相混，治拟温中行气。

制苍术5克　赤苓12克　焠针砂30克（先煎）　丹参9克　制香附6克　焦神曲6克　炙陈香橼皮6克　炒川连2.4克　炒椒目5克　姜半夏8克　大腹绒9克

二诊：用小温中丸加减，小溲增多，腹胀略宽，胃纳转佳。脾阳有鼓动之渐，气机有斡旋之意，原法既效，大意毋庸更改。

焠针砂30克（先煎）　赤苓9克　姜半夏8克　猪苓6克　制香附6克　丹参9克　桂枝木3克　青皮6克　大腹绒9克　陈香橼皮6克　制苍术6克

三诊：腹胀逐渐见宽，胃气已苏，纳食亦有馨味。太阴湿困已久，再拟扶脾理气。

米炒于术5克　焠针砂30克（先煎）　陈香橼皮5克　茯苓12克　麸炒枳实3克　焦神曲6克　炒丹参9克　桂枝2.4克　制香附6克　平地木15克　大腹皮9克

按：五脏六腑，皆能为胀，而其本出于脾胃。胃主受纳，脾司运化，脾胃为病，纳化失司，气滞湿停，渐致成胀。本例由湿困太阴所致，仿丹溪小温中丸加减，温运脾阳，气行则水行，腹胀自宽矣。

陈某 男，40岁。4月。广德。

肝脾失于疏和，气滞水不畅行，浊阴凝聚，渐致腹笥膨脝，按之甚坚，小溲不利，而成膨胀重症，脉象迟细。当用温通。

官桂5克　川椒目3克　制厚朴5克　煨草果5克　姜半夏8克　炒晒术6克　麸炒枳实4克　生山楂9克　花槟榔9克　地骷髅15克　冬葵子6克　红枣4只

二诊：蓄水未消，腹胀如故，浊阴上泛而欲呕吐，脉象如前，仍守原法。

熟附块9克　川椒目3克　淡干姜6克　桂枝木3克　淡吴萸1.5克　制川朴6克　京小葫芦15克　虫笋15克　冬葵子9克　地骷髅15克　镇坎散6克（另吞）

三诊：两进温通利水，中阳稍振，浊阴不泛，呕恶已除，腹部之胀略宽，形寒脉细。再拟温肾助阳继之。

熟附块9克　桂枝木3克　炮姜5克　淡吴萸1.5克　茯苓12克　川椒目3克　制巴戟6克　炒胡芦巴12克　京小葫芦12克　虫笋15克　炒车前子9克　冬瓜皮15克　红枣4只　镇坎散6克（分吞）

四诊：小便增多，腹胀膨脝不若前甚，而脉象沉细如故。真阳未复，尚宜缓缓图功。

桂心1.8克（研细，饭丸，吞）熟附块9克　炮姜5克　淡吴萸1.5克　茯苓12克　制巴戟9克　炒胡芦巴15克　平地木9克　京小葫芦15克　炒车前子9克　冬葵子9克　镇坎散6克（分吞）

按：此系肝脾先病，继伤肾阳，故初用实脾饮法，重在温运脾阳，化气利水；续方加附子、干姜、芦巴、巴戟为暖肾助阳，冀其脾肾之阳振复，则阴霾之邪自消，徒用攻逐，非所宜也。

丁某　妇，30岁。闲林埠。

产后冲任两竭，汛事先断，久而血残气惫，八脉支离。血感成水，积于胞宫，泛于肓膜，少腹结痛，痞满肿胀，遍身浮肿，形寒肢冷，腰脊酸坠，延成冷癥。脉细，苔光舌淡，病起五年，难取速效，先拟温通。

瑶桂心1.8克（另吞） 抚芎5克 川楝子9克 香附9克 全当归12克 冬瓜仁9克 杭白芍9克 广郁金6克 紫石英15克 炮姜3克 淡吴萸1.5克 大腹皮6克 山楂炭6克

二诊：前勉温通奇经，水道已有所泄，肿胀渐消，胃阳略醒。脉沉而细涩，仍宗原法出入。

淡附片2.4克 炒苡仁12克 抚芎5克 炒冬葵子9克 桂心1.8克 胡芦巴9克 山楂炭12克 泽泻9克 泽兰9克 白芍5克 制香附6克 当归9克 紫石英15克 茯苓18克

三诊：历进金匮法，胀满虽十去六七，头面手臂浮肿未消。是水气仍未下行，邪干阳位之征也。

黑肾气丸9克（晨吞） 椒目3克 紫石英12克 茯苓15克 梗通草9克 冬瓜子皮各9克 陈香橼皮9克 川芎5克 附子2.4克 炒苡仁9克 当归9克 广木香3克 桂心2.1克 冬葵子9克 平地木12克

按：产损冲任，经事不行，恶血内留，日久化水，以致腹中痞满肿胀，遍身浮肿，此仲景所谓病“血分”是也。《金匮要略》说：“经水前断后病水，名曰血分。”因血而病水，血病深而难通，故仲景亦认为“此病难治。”是以痼疾已有数年之久。考其病源，由寒客胞宫，上伤厥阴之脉，下伤少阴之络所致。《内经》曰：“脏寒生满病。”满在表则温而散之，满在里则温而行之，故叶老治用温通之剂，佐以理血，使寒祛阳运而水泄，病势得减。

胃脘痛 附：翻胃、呕吐

唐某 男，30岁。9月。杭州。

胃脘痛起已多年，受凉易发，食入脘胀不舒，迩来更衣溏薄，挟有紫褐瘀块，肤色萎黄，寐况欠佳，舌淡红，苔白腻，脉象迟细。脉症两参，病属中焦虚寒，脾阳不运，胃气失和，治宜温摄脾阳。

炒於术8克　炮姜5克　炙黑甘草8克　煨南木香5克　姜半夏9克　炙新会皮6克　炒谷芽12克　炒秫米12克（包）　红藤12克　旱莲草9克　蒲公英12克　红枣5只

二诊：前方服后，脾阳渐运，脘痛减轻，便中瘀块已少，精神亦较前为振。仍守原法出入。

炒於术8克　炙黑甘草9克　炮姜5克　炒赤芍6克　槐米炭9克　红藤12克　煨南木香5克　炒香谷芽5克　蒲公英9克　旱莲草9克　红枣5只

三诊：脘痛已止，胃纳见增，食入得增，便色转黄。惟寐中尚多梦扰，乃胃气未和耳。

炒於术9克　姜夏9克　炒秫米12克（包）　炮姜3克　炒赤芍6克　清炙草9克　煨南木香3克　蒲公英9克　旱莲草12克　红藤12克　槐米炭12克　红枣5只

四诊：眠食二便如常，苔腻转薄，脉尚迟细无力。再予理中加味续进。

米炒上潞参8克　炒於术6克　炮姜4克　清炙甘草8克　红藤12克　新会皮8克　槐米9克　煨南木香4克　带壳春砂3克（杵，后下）　蒲公英9克　云苓12克　红枣5只

五诊：迭进温运，中寒已祛，脾阳得展，健运有权，诸恙消失，肤色亦转润泽，精神渐趋振作，舌净，脉缓。再当治本。

米炒上潞参9克　炒于术8克　清炙甘草8克　米炒怀药9克　炒白芍6克　炙新会皮5克　姜半夏9克　红藤12克　焦麦芽15克　煨南木香5克　盐水炒娑罗子9克　红枣7只

按：患者因中虚脾阳不运，气机失于调达而致胃脘疼痛。脾虚不能统血，则血溢于下，故便色紫黑。前三诊以温运脾阳

为主，其中重用炙黑甘草与炮姜，甘缓温中而又止血，芍药和营止痛，木香、半夏，调气和胃，服后脾阳得运，血自归经，便色转黄，痛亦遂止。以后宗原意改用香砂六君加减，接服20余剂而获全愈（五诊后处方因增减不多不载）。本例患者曾在浙江中医院检查为“十二指肠球部溃疡”，共服药四十余剂，症状完全消失，体力渐复，三月后复查，情况良好，壁龛已愈合。

李某 男，成年。4月。余杭。

胃脘胀痛，食后更甚，痛甚彻背，嗳气噫酸，便稀，形寒肢冷，苔白脉细。寒郁中宫，气滞不行，先予温中理气。

高良姜8克 四制香附9克 炒川椒1.5克 姜半夏9克 甘松6克 荜茇4克 炒九香虫9克 盐水炒娑罗子9克 煅白螺蛳壳18克 炒当归9克 威灵仙9克 红枣5只

二诊：胃脘之痛已止，嗳气噫酸亦除。惟食入仍然作胀，仍守原法出入。

姜半夏8克 带壳春砂3克（杵后下） 甘松6克 荜澄茄5克 盐水炒娑罗子9克 沉香曲9克 煅乌贼骨12克 生香附5克 天仙藤9克 煅白螺蛳壳1.5克 红枣5只

按：此例为寒郁中宫，运化失权，故治用良附、荜茇、荜澄茄、川椒、甘松、九香虫、姜夏等温中散寒、理气降逆，方中煅白螺蛳壳、煅乌贼骨二味，叶老常用于胃痛泛酸，属寒者合良附并用，属热者合左金并用，颇效。

王某 男，40岁。11月。余杭。

嗜酒伤胃，湿热蕴郁，气滞瘀阻，中脘胀痛，痛处拒按，大便色如漆黑，舌紫绛，脉弦滑，失笑散加味。

酒炒蒲黄8克 五灵脂15克（包） 桃仁6克（杵） 赤芍6克 花蕊石5克 煅白螺蛳壳18克 四制香附9克 姜半夏8克 甘松8克 陈皮6克 盐水炒娑罗子9克

二诊：前方服后积瘀渐化，气机得运，痛胀俱轻；惟大便尚带黑色。原法增减续进。

制军 3 克　桃仁 6 克　炒归尾 8 克　苏木屑 9 克（包）　花蕊石 15 克　酒炒蒲黄 8 克　五灵脂 15 克（包）　姜半夏 8 克　四制香附 9 克　煅白螺蛳壳 18 克　炒娑罗子 9 克　赤芍 6 克

按：患者酷嗜曲蘖，量有湿热蕴郁于胃，伤及阳明，而致血瘀凝积，故症见脘痛拒按，便色漆黑，初方用“瘀则宜消”之法，以失笑散加花蕊石、桃仁、赤芍、香附等，服后虽痛止胀轻，而大便尚带黑色，说明瘀未尽祛，次方又增制军、苏木屑、归尾破积通瘀、推陈致新。盖瘀积不消，难拔其根也。

董某　男，35 岁。11 月。昌化。

脘腹作痛，有气攻鸣，大便不时溏薄，肢末作冷而多自汗，曾经吐血，脉细无力，舌苔薄白。脾阳不振，寒自内生，拟鼓动中阳，小建中加味。

炙桂枝 3 克　炒白芍 8 克　姜半夏 9 克　炙黑甘草 6 克　炮姜 5 克　辰茯苓 15 克　炒晒术 6 克　炒秫米 12 克（包）　盐水炒娑罗子 9 克　煨南木香 4 克　天仙藤 9 克　制香附 8 克　生姜 2 片　红枣 5 只　饴糖半匙（和冲）

二诊：脘腹胀痛减轻，肠鸣已除，饮食略增，大便亦转正常，惟肢末依然作冷，动辄自汗，寐况欠佳。原法增减续进。

炙桂枝尖 2.4 克　炒晒术 6 克　茯苓 12 克　炙黑甘草 5 克　炒白芍 8 克　炮姜 5 克　煨南木香 5 克　天仙藤 9 克　夜交藤 12 克　炙黄芪 9 克　红枣 5 只　饴糖半匙（和冲）

按：本例为某医院住院患者，诊断为十二指肠溃疡，曾经吐血便血。血止之后，脘腹之痛未除，大便稀薄，肢冷自汗，脉细无力，显属脾胃虚寒，卫阳不固，故初方以小建中加炮姜温中散寒，理气和胃。服后中阳得运，气机通调，痛胀消失，而自汗未收，故二诊又增黄芪益气固表，用药更进一筹。

孔某　男，38 岁。10 月。于潜。

嗜冷积食，气机不运，胃脘胀痛，食入不舒，大便不畅，肢冷，神倦乏力，苔白脉迟。治当温通。

高良姜5克　甘松6克　广木香5克　炙新会皮6克　四制香附9克　炒九香虫9克　焦枳壳5克　山楂炭9克　全瓜蒌12克（打）　炙鸡内金9克　酒炙薤白6克

二诊：前方服后，大便通润，气得运行，痛止胀减；惟形寒肢冷如故，阳气未布耳。

蜜炙桂枝2.4克　炒香麦芽15克　全瓜蒌9克（打）　山楂炭9克　天仙藤9克　炮姜5克　四制香附9克　甘松5克　炒九香虫9克（包）

按：本例系饮冷食滞，胃气失其通降而致中脘胀痛，阳气不得敷布，因而四肢不暖。先后两诊，用姜、桂、薤白温中祛寒，木香、香附、甘松、九香虫健胃理气止痛，枳壳、栝蒌、山楂导滞通肠，服后中阳鼓舞，腑气通调，诸恙悉减。

罗某　男　51岁。10月。杭州。

病起饥饱不匀，劳倦伤中，中虚运化无权，气机失调，胃脘不时作痛，十年于兹。痛时喜按，形寒肢冷，腰背酸楚，脉来细弦无力，面色少华，属虚寒之证也。

东洋参5克（先煎）　炒白术8克　炮姜8克　清炙黄芪9克　炒当归12克　炒广皮6克　姜夏8克　醋炙香附9克　甘松8克　蔻壳6克　煅白螺蛳壳18克　玫瑰花5朵

二诊：进温补通阳之剂，脾阳得展，胃痛减轻，腰背酸痛亦瘥，饮食见增，胃气日振矣。

米炒上潞参9克，炙黄芪9克　炮姜6克　炒当归12克　姜夏8克　醋炙香附8克　炙刺猬皮9克　甘松8克　焦枳壳4克　玫瑰花5朵　煅白螺蛳壳18克　红枣4只

按：本例属中虚胃寒，故立方以参、芪、术、归两补气血，炮姜、香附、姜夏温中散寒，此补中有疏之法。

王某　女，成年。9月。昌化。

初起右胁胀痛，继而胃脘作痛，持续不止，痛甚呕恶泛酸，纳食减退，苔白脉弦。肝木侮胃之证，治宜疏肝理气。

左金丸5克（吞） 麸炒枳壳3克 炒白芍9克 盐水炒娑罗子9克 蔻壳6克 盐水炒川楝子9克 夏枯草9克 炙青皮6克 广郁金6克 煅海螵蛸15克 鸡内金15克

二诊：前方服后，呕恶泛酸虽止，惟气滞不运，脘胁尚觉隐痛，食入不舒如故。原方增减再进。

煅白螺蛳壳18克 炙青皮5克 煅海螵蛸12克 麸炒枳实4克 制香附8克 盐水炒娑罗子9克 广郁金6克 炒白芍8克 绿萼梅5克 炙鸡内金15克 左金丸3克（另吞）

三诊：右胁胃脘胀痛已除，饮食见增，仍拟肝胃并治。

盐水炒川楝子9克 炒白芍8克 广郁金6克 炙青皮5克 盐水炒娑罗子9克 炒香麦芽15克 煅海螵蛸15克 四制香附9克 青盐陈皮5克 炙鸡内金9克 姜半夏8克

按：本例先有右胁胀痛，继而胃脘亦疼，盖两胁属肝，中脘主胃，谅由肝气横逆侮胃而起。方用左金丸辛通苦降，泻心平木，为实则泻子之法，佐以楝子、青皮、郁金、香附疏肝解郁、行气止痛，使木得条达，而不横犯，则胃气自和耳。

李某 女，49岁。11月。余杭。

忧思郁结已久，肝失疏泄，胃失降和，土德不振，脾轴失运，浊阴窃据中焦，阳气不得敷布，先有两胁刺疼，继而胃脘亦痛，呕酸、嗳气、口苦、食减，腹满便秘，小溲短少，舌苔白腻而厚，脉象左弦右濡。先予疏肝和胃，理气泄浊。

苏合香丸1粒（研吞） 姜半夏9克 制茅术6克 制厚朴6克 茯苓18克 淡吴茱萸0.6克（炒）川连1.8克 旋覆花9克（包） 代赭石18克 四制香附9克 青盐陈皮5克 广郁金6克 炙绿萼梅5克 炒白芍6克 盐水炒枳壳6克

二诊：前方服后，脘胁胀痛已减，二便畅通，腹满得宽，呕酸嗳气不若前甚，苔腻转薄，渐思纳食而有馨味。仍予肝胃兼治。

姜半夏9克　橘络各5克　茯苓15克　盐水炒枳壳5克　炒竹茹9克　四制香附9克　广郁金9克　炙佛手柑9克　煅瓦楞子24克　炙绿萼梅5克　炒白芍8克　旋覆花8克（包）　制玄胡6克

三诊：纳食复常，唯两胁胀痛迄未尽除，脉转小弦而滑，久痛入络，仍予前方佐入当归9克，红花5克拌丝瓜络9克，以活血行瘀通络，续服6剂而愈。

按：患者由情志拂郁而起，肝失疏泄，两胁为肝之分野，因而先见胁部刺疼，木气横逆，中土不和，胃失通降，浊阴内停，清气不升，浊气不降，清浊相干，气机失调而致胃脘疼痛，嗳气泛酸。叶老治本病，是用疏肝理气，温脾和胃之法，使中枢运转，气得畅行，通则不痛。清升浊降，酸亦自止也。初方中苏合香丸，有化浊、理气、止痛作用，常见叶老用于气滞作痛者颇效。

附：翻胃

胡某　男，34岁。9月。杭州。

食入脘闷作胀，朝食暮吐，宿谷不化，大便秘结，形寒恶冷，按脉迟细，舌苔白润。脉症相参，病属中土失运，肾阳亦衰，乃致水湿内停，上下失其通利。先拟温运通阳。

淡附子5克　肉桂心5克（研细，饭丸吞）　吴茱萸2.4克　公丁香0.9克（杵，后下）　姜半夏9克　炮姜6克　茯苓15克　炒广皮6克　炒建曲9克　制苍术6克　炒苡仁12克　全瓜蒌15克（杵）　厚朴5克

二诊：阴霾满布，得阳光之煦而趋消散，水湿已行，胃得通降，吐止纳增，大便亦通，脉细较前有力，苔薄白。续予附子理中加减。

淡附子6克　东洋参6克（先煎）　炒冬术6克　炮姜6

克　炒当归9克　姜半夏8克　云苓15克　新会皮8克　煨肉果5克　泡吴萸2.1克　炒苡仁9克　建曲8克　红枣3只

按：患者中土虚寒，肾阳亦衰，致火不蒸土，难以腐化熟谷，水湿停聚于中，形成上下隔阂，上则作吐，下则便秘。景岳所谓“反胃系真火式微，胃寒脾弱，不能消谷”。治则先用附、桂、姜、萸等以温脾暖肾，使阳气伸展，升降通调，水谷得以运化耳。

附：呕吐

金某　男，38岁。5月。上海。

热郁中焦，胃失降和，食入即吐，口干而苦，齿龈肿痛，心烦寐劣，大便不畅，小溲短赤，脉象弦数，舌苔黄燥。治拟泄火降逆。

姜汁炒川连2.4克　炒黄芩6克　制大黄5克　黑栀9克　姜汁炒竹茹6克　盐水炒橘皮5克　淡吴萸1.2克　姜半夏6克　炒枇杷叶9克（包）　生姜2片　原干扁石斛12克（劈，先煎）

二诊：前方服后，呕吐已止，大便畅通，口干咽燥不若前甚。仍守原法出入。

姜汁炒川连2.4克　黄芩5克　姜汁炒竹茹9克　茯苓12克　原干扁石斛12克（劈，先煎）　黑栀6克　姜半夏8克　淡吴萸1.5克　盐水炒橘皮5克　生姜2片　麦冬9克

按：患者口苦烦懊不寐属心火，渴饮牙龈肿痛为胃热。热结膈脘，中焦不能飞渡，因而食入即吐。寻绎方意，脱胎于泻心、左金、橘皮竹茹等方，为苦辛开泄、寒热反佐之法，服后郁开热降，胃气得和。

胁痛　附：肝痛

吴某　男，29岁。7月。杭州。

黄疸退后，两胁持续胀痛，业近匝月。迩且口苦咽干，纳减寐劣，头痛目糊，小溲黄少，苔黄，脉来弦滑。证属湿热久蕴，肝郁气滞，先以清热渗湿，疏肝理气。

茵陈15克 广郁金9克 姜汁炒黑栀9克 柴胡5克 炒白芍6克 粉丹皮5克 淡竹叶9克 清水豆卷15克 扁石斛9克（劈，先煎） 益元散9克（荷叶包） 青陈皮各5克 制玄胡9克 盐水炒川楝子9克

二诊：两胁胀痛见瘥，口苦咽干亦减，头疼，小溲尚黄，纳食未增。再步原法出入。

前方去益元散、黑山栀，加香谷芽15克，鲜藿香9克，泽泻9克。

三诊：湿热渐化，小溲转清，胁部痛胀续有减轻，口不苦干，纳谷略增，而寐况欠酣，苔薄白，脉小弦。再以疏肝和血继之。

鳖血炒柴胡5克 炒当归9克 炒丹参12克 炒白芍6克 甘草2.4克 制木瓜8克 广郁金8克 青陈皮各5克 绿萼梅3克 辰茯神9克 薄荷纯梗5克 枳实2.4克 炒竹茹9克 夜交藤12克

四诊：两胁痛胀已除，纳食复常，惟稍劳尚感乏力，寐多梦扰。续予前方去薄荷梗、枳实、炒竹茹，加炒枣仁12克 潼蒺藜9克 甘枸杞子9克 连服20余剂而安。

按：本例系黄疸退后，两胁胀痛，又见口苦、尿黄，谅属湿热未清，肝郁气滞。故先予清热化湿为主，待热清湿化，复投疏肝和血，使之气机调达，渐以向愈。

茹某 男，47岁。7月。

郁怒伤肝，肝失疏泄，始则胸脘满闷，继而右胁下胀疼，按之则痛更甚，为时已近二月。近来食欲不振，精神倦懈，便秘尿少，肢冷，足筋抽掣，步履无力，舌苔中白边绛，脉弦。先以疏肝理气，温阳通络。

制玄胡6克　盐水炒川楝子9克　青陈皮各5克　绿萼梅5克　炒白芍6克　豆蔻花6克　四制香附9克　娑罗子9克　全瓜蒌12克　桂枝尖2.1克　制木瓜6克

二诊：前方连服五剂，胸满与右胁下胀痛稍得轻减，但按之仍痛。大便虽下不多，肢冷足筋抽掣已瘥，舌脉如前。再予逍遥散加减。

柴胡6克　归须6克　炒晒术5克　云茯苓9克　炙甘草1.2克　绿萼梅6克拌炒白芍6克　青陈皮各5克　黄郁金6克　薄荷梗1.2克　佛手柑6克　瓜蒌皮12克　川芎1.2克

三诊：前方连服10剂，胸闷已宽，右胁下胀疼已十去七八，按之亦不压痛，食欲见增，脉来弦缓，搏动比较有力，舌净如常。原法佐以和中益气之味。

柴胡5克　全当归9克　米炒西潞参9克　枳壳3克　拌炒晒术6克　云茯苓9克　炙甘草1.8克　黄郁金6克　绿萼梅5克拌炒白芍6克　丹参9克　广陈皮6克　四制香附6克

按：郁怒伤肝，肝气失疏，久之渐致血滞，故见胁下胀疼，肢冷不暖。立方疏肝理气，活血通络，俾气机得疏，血行始畅。

郑某　女，36岁。3月。杭州。

肝既失疏，脾乏健运，右胁下不时作痛，左胁下有痞胀疼，脘闷，食入不舒，大便欠调，舌苔薄腻，脉象弦滞。当用两调肝脾之法。

炒晒术8克　麸炒枳实5克　醋炒蓬莪术6克　广郁金8克　炙鸡内金12克　岩柏12克　青陈皮各5克　炒川楝子9克　炒娑罗子9克　夏枯草9克　荷包草24克　金匮鳖甲煎丸9克（包煎）

二诊：两胁胀痛减轻，脘闷不若前甚，纳食略增，脉舌如前。病起日久，治当缓图。

盐水炒金铃子9克　麸炒枳实5克　醋炒玄胡6克　岩柏

12克　大青叶12克　荷包草24克　赤白芍各5克　制宣木瓜5克　青木香5克　生粉草5克　马兰头根12克　金匮鳖甲煎丸9克（分吞）

按：肝失疏泄，则木郁土壅，脾失健运，乃致两胁胀疼，脘闷食减。方用枳术、二金、金铃子散等综合加减，意在崇土泄木，以和肝脾。因有症结内积，故佐鳖甲煎丸以缓攻之。

毛某　男，26岁。九月。

左胁下有痞攻胀作痛，痛及中脘，按之坚硬，起已数载。食减，神倦乏力，形体渐趋消瘦，苔白尖绛，脉来弦细。治用理气、行血、消坚之法。

焦枳实5克　醋炒蓬莪术6克　酒炒当归9克　四制香附8克　制玄胡5克　炒白芍5克　炙鳖甲18克　路路通6克　煅白螺蛳壳18克　川楝子6克　盐水炒娑罗子9克

二诊：前方连服七剂，胁胀作痛已得减轻；惟按之依然坚硬，食欲趋振，余如前状。原法出入续进。

枳实5克拌炒晒术6克　全当归9克（酒炒）　青陈皮各5克　三棱6克　蓬莪术6克　焦山楂9克　炙鳖甲18克　生牡蛎18克　制玄胡索5克　制香附9克

三诊：痞块渐趋柔软缩小，胀满渐宽，食欲见增。惟大便时坚时薄，小溲较少，脉弦苔白，尖边俱绛。再以养血行气，化痞消积继之。

金匮鳖甲煎丸9克（晨吞）　全当归9克　紫丹参9克　枳实5克拌炒晒术6克　焦山楂9克　三棱6克　蓬莪术6克　青陈皮各5克　米炒西潞参6克　春砂仁2.4克（杵　后下）　炙鳖甲18克

按：胁下痞块，多数由气滞血瘀而成。故本案先后均以理气化瘀为基本法则，结合随症加减，药中肯綮，效果显著。

附：肝痈

毛某　男，50岁。2月。昌化。

气滞血瘀，肝络失疏，右胁下胀痛，按之更甚，难以转侧，身热口渴，不时索饮，烦躁不宁。近日来胃纳反而转佳，恐脓已成矣。脉象滑数，舌苔薄黄，拟予化瘀排脓。

赤小豆30克（包）　酒炒归尾9克　酒炒赤芍6克　桃仁5克（杵）　制军5克　五灵脂9克（包）　半枝莲12克　蒲公英15克　银花9克　净乳香5克　净没药5克　另吞小金丹1粒

二诊：肝痈已成化脓之候，身热未退，胁部痛势依然，仍难转侧。继宗前法。

赤小豆30克（包）　酒炒归尾9克　酒炒赤芍6克　桃仁5克（杵）　制军5克　蒲公英15克　炒蒲黄9克　银花9克　五灵脂12克（包）　败酱草15克　半枝莲15克　净乳香5克　净没药5克　另吞小金丹1粒

三诊：两进化瘀排脓之剂，便下黑秽甚多，热势顿减，胁部胀疼渐缓，且能转侧安卧。脓去积瘀未净，再守原法继进。

前方去五灵脂加粉丹皮5克续服。

按：肝有郁热，久而成痈，胁部胀痛，不能转侧，身热烦渴，为肝之热并于胃，故反能食。脓已成，当以活血祛瘀，兼以排脓，治仿当归赤小豆散合失笑散加味，服后便下黑秽，胀痛顿减，痈从内消也。

黄　疸

施某　男，46岁。5月。杭州。

初起形寒身热，继而面目肌肤尽黄，心烦懊侬，纳食减退，不时欲呕，小溲短少色黄，大便秘结，脉象弦滑而数，舌苔黄腻。湿热互蕴，郁蒸成黄，治拟清热化湿，茵陈蒿汤加味。

绵茵陈 15 克　黑栀 9 克　制大黄 9 克　制川柏 5 克　赤茯苓 12 克　广郁金 6 克　蒲公英 9 克　黄芩 6 克　鸡内金 9 克　炒枳实 5 克　海金沙 9 克（包）

二诊：身热未退，黄疸如前，大便虽通，纳食仍然不佳，胸闷懊侬，小溲短赤，脉象弦数，苔黄腻。湿热之邪方盛，仍拟原法出入。

绵茵陈 15 克　黑栀 9 克　蒲公英 9 克　制川柏 6 克　粉猪苓 6 克　赤苓 12 克　制大黄 6 克　连翘 12 克　海金沙 9 克（包）　鸡内金 9 克　广郁金 6 克

三诊：身热已除，黄疸渐退，纳食略增，胸闷如前，脉弦，苔黄腻。邪势得挫，乘胜再进。

绵茵陈 15 克　黑栀 9 克　猪苓 6 克　赤苓 12 克　炒枳实 5 克　制川朴 5 克　制大黄 5 克　广郁金 6 克　制苍术 5 克　陈皮 5 克　鸡内金 9 克

四诊：黄疸续退，小溲增多，而胸闷未宽，脉弦，舌苔薄黄。再拟清化湿浊继之。

绵茵陈 15 克　赤茯苓 12 克　粉猪苓 6 克　广郁金 6 克　制苍术 5 克　泽泻 6 克　黑山栀 9 克　制川朴 5 克　炙陈皮 5 克　制大黄 5 克　炒枳实 5 克

五诊：面目肌肤之黄，已退八九，纳食虽增，而饮后胸脘仍然胀闷，脉弦，苔白腻。余湿犹未尽化，再拟苦辛合淡渗法。

绵茵陈 12 克　赤苓 12 克　海金沙 12 克（包）　猪苓 9 克　鸡内金 9 克　炒苡仁 12 克　制川朴 5 克　制苍术 5 克　广陈皮 5 克　泽泻 6 克　蒲公英 9 克

六诊至九诊：均以茵陈胃苓，与五诊处方增减不多（不载），服后黄疸尽退，诸症消失而愈。

楼某　男，57 岁。8 月。绍兴。

黄疸一候，身热不退，面目全身悉黄，黄如橘色，胸宇塞闷，懊烦不安，纳食减退，不时漾漾欲呕，大便秘结，小溲黄赤而少，脉象弦滑而数，舌红苔黄。湿热熏蒸，热重于湿，治以清热利湿，宣化胃浊。

茵陈 15 克　姜汁炒黑栀 9 克　制大黄 2.4 克　赤苓 9 克　广郁金 6 克　制川朴 6 克　海金沙 15 克（包）　佩兰 5 克　梗通草 3 克　新会皮 6 克　炒白薇 6 克　姜半夏 8 克　白蔻壳 3 克

二诊：前方服后，身热已退，胸闷略宽，全身小溲之黄减轻，泛恶亦瘥，能进薄粥一碗，而大便仍然不畅，脉见弦滑而数，苔薄黄。原法仍可续进。

茵陈 15 克　姜汁炒黑山栀 9 克　制大黄 2.4 克　制川朴 3 克　佩兰 6 克　广郁金 5 克　赤白二苓各 9 克　猪苓 8 克　鸡内金 15 克　姜半夏 8 克　海金沙 9 克（包）　炒枳实 5 克　蒲公英 9 克

三诊：身热已退，胸宇亦宽，全身黄色续退，纳食略增，大便已通，脉弦，苔白中黄。湿热渐趋泄化，再守原法。

茵陈 15 克　黑山栀 9 克　制大黄 2.4 克　忍冬藤 9 克　夏枯草 12 克　淡竹叶 8 克　丝瓜络 9 克　蒲公英 9 克　猪赤苓各 9 克　梗通草 3 克　海金沙 9 克（包）　鸡内金 9 克

四诊：全身之黄亦消退，纳食亦增，脉弦苔白。再以利湿化浊。

茵陈 12 克　黑山栀 9 克　炒苡仁 12 克　广郁金 9 克　赤苓 12 克　蒲公英 9 克　制大黄 2.4 克　新会皮 5 克　制川朴 3 克　鸡内金 9 克　海金沙 9 克（包）　淡竹叶 8 克　忍冬藤 9 克

五至七诊：处方增减不多，不载。黄疸悉退而愈。

按：湿热互蕴，与胃之浊气相并，熏蒸遏郁。发为黄疸。以上施、楼二例，均为黄疸热重于湿。治疗先用茵陈蒿汤加味，清热利湿导滞，为阳黄之正法。在身热退后，蕴浊未清，又改用茵陈胃苓，渗湿化浊，宣利气机，以泄余邪。后者楼姓一例系本市某医院住院病人。临床诊断为“黄疸型传染性肝炎。”检验黄疸指数200单位，经叶老治疗，三诊后黄疸指数已降至100单位，第六诊时，黄疸尽退，黄疸指数降至8单位。

陈某　男，28岁。8月。杭州。

面目皮肤小溲皆黄，脘闷纳减，四肢酸重无力，舌苔薄黄，脉象濡滑，此湿蒸成黄之证。拟进渗利之剂。

绵茵陈18克　生茅术5克　猪苓8克　赤苓12克　五加皮9克　广郁金5克　炙鸡内金12克　大豆卷12克　白蒺藜9克　秦艽6克

二诊：黄疸稍退，溲黄转淡，饮食略增，神疲乏力，舌苔白腻。湿化未尽，继守前法。

绵茵陈18克　生茅术6克　制豨莶草12克　猪苓6克　赤苓12克　炒苡仁12克　炙鸡内金12克　广郁金6克　秦艽6克　五加皮9克　白蒺藜9克　飞滑石12克（包）

三诊：黄疸已退，小溲渐清，胃气亦苏，苔腻转薄。再清余湿。

生茅术5克　炒苡仁12克　猪苓6克　广郁金6克　炙鸡内金12克　五加皮9克　白蒺藜9克　飞滑石12克（包）陈皮5克

按：此湿郁成黄之候，故用茵陈四苓散合二金汤加味，淡渗利湿，湿去则黄疸自退，因之效如桴鼓。

方某　男，35岁。5月。昌化。

湿称重浊之邪，性本阴浊，宜于下渗，过服升散，湿蒸为热，上抑清阳，头胀如裹，身热，两目皮肤皆黄，小溲黄短，脉象濡滑，舌苔白腻。病属阳黄，拟苦辛淡渗法。

绵茵陈15克　制茅术5克　赤苓15克　猪苓9克　制川

朴5克　建泽泻9克　大豆卷12克　生苡仁12克　晚蚕沙12克（包）　海金沙12克（包）　草决明8克　梗通草6克

二诊：前方服后，小溲增多，目黄见退，头胀亦轻，身热略减，惟胸脘未舒，肢疲无力，舌苔仍腻。再守原法。

制茅术6克　赤苓15克　猪苓9克　麸炒枳壳2.4克　炒建曲9克　炙鸡内金6克　晚蚕沙15克（包）　海金沙12克（包）　粉萆薢15克　生苡仁9克　五灵脂6克（包）　梗通草6克

三诊：湿热渐化，黄疸趋退，胸宇见舒，胃气转苏，宿恙痞块未消，不时小有寒热，此肝脾未调，内留湿浊犹未尽蠲也。

醋炒蓬莪术5克　制茅术6克　麸炒枳壳2.4克　山楂炭6克　川楝子6克　小青皮5克　猪苓6克　生鳖甲15克　亳州草三七6克　晚蚕沙15克（包）　建泽泻6克　大豆卷12克

按：湿本阴浊，宜于下趋，过服升提，助阳化热，熏蒸于上，头胀如裹，肤目皆黄，小溲黄短，此皆湿郁化热之征，叶老以茵陈胃苓、二金、蚕矢三方加减，苦辛淡渗，芳香开泄，导湿浊从下窍而出，服后小溲增多，黄疸头胀皆减，所谓浊阴得降，清阳始展；但脾为湿困，胃为浊踞，中焦阳气尚失旷达，故仍见脘痞纳钝。二诊去茵陈、草决明等，增入枳、曲、鸡内金健运消滞。服后黄疸已退，胃气苏醒，而宿块未消，不时小有寒热者，此乃肝脾失调，气血郁滞，湿浊未蠲。又以二术、青皮、川朴、枳壳、山楂、鳖甲、亳三七等疏肝脾之滞，猪苓、泽泻、豆卷、蚕沙以化湿浊余邪。揆度证情，为湿初化热之证，虽见身热、黄疸、溲赤，而舌苔尚呈白腻，脉无数象，故清热不用栀芩之苦寒，恐伤中焦之脾胃也。

潘某　女，35岁。5月。留下。

寒在太阳膀胱，湿在太阴脾土，寒湿内滞，而成阴黄之证。面目皮肤黄色晦黯，便溏溲少，骨节酸痛，脉象濡细，舌苔薄白。拟用温中利湿法。

炙桂枝 3 克　制茅术 6 克　猪苓 9 克　茯苓 12 克　制川朴 5 克　炙鸡内金 12 克　海金沙 15 克（包）　秦艽 6 克　煨姜 4 片　红枣 4 只　炒泽泻 9 克　绵茵陈 12 克

二诊：前方服后，小溲增多，便溏转干，皮肤之黄见退，脉舌如前。仍宗原方出入。

炙桂枝 3 克　制茅术 6 克　茯苓 9 克　制川朴 6 克　煨草果霜 5 克　枣儿槟榔 9 克（杵）　秦艽 6 克　五加皮 9 克　清水豆卷 12 克　绵茵陈 12 克

按：脾为湿困，中阳乏运，膀胱失宣，气化不行，寒湿互蕴，发为阴黄。方用茵陈、五苓、二金化裁，温阳化气，服后寒湿得化，小便通利，肤黄渐退，诸症悉减。如阳虚甚者，附子亦可加入。

疟　疾

王某　男，30 岁。8 月。余杭。

痰湿内伏，枢机不和，疟发间日而来，先寒后热，头痛胸满欲呕，腹笥作胀，舌苔厚腻，脉象弦滑。治以清脾饮加味。

制厚朴 5 克　煨草果 5 克　制茅术 5 克　柴胡 5 克　炒黄芩 6 克　姜半夏 8 克　威灵仙 9 克　白蒺藜 9 克　小青皮 5 克　茯苓 12 克　乌药 9 克　炒生姜 3 片　竹茹 9 克

二诊：前方服后，疟发已轻，呕止，头痛、胸闷、腹胀俱瘥，苔腻转薄，脉仍弦滑。再宗原法。

柴胡 2.4 克　黄芩 5 克　茯苓 12 克　制川朴 2.4 克　小青皮 5 克　白蒺藜 9 克　姜半夏 8 克　生谷芽 9 克　威灵仙 9 克　煨草果 2.4 克　制茅术 5 克　台乌药 6 克

按：本例系痰湿久蕴，脾为所困，少阳之气不和，故用清脾饮加减，蠲化痰湿，和解枢机。方中乌药、威灵仙二味，叶老用于此类疟疾，每见效果。

张某　女，35岁。7月。宁波。

妊娠五月，时当初秋，新凉引动伏暑，以致营卫失和，寒热交乘，间日而作，热多寒少，口干喜饮，咳嗽痰稠，胸闷作泛，脉象弦滑而数，舌苔黄腻。治拟和解少阳，宣化痰湿。

柴胡2.4克　炒黄芩6克　陈青蒿6克　肥知母9克　仙露夏8克　象贝9克　青陈皮各5克　赤苓9克　姜竹茹9克　炒前胡8克　白杏仁9克（杵）　带叶苏梗8克

二诊：寒热虽未全止，但来势已轻，咳嗽痰松，胸闷亦舒，胃纳未苏，脉象弦滑，舌苔黄腻转薄。再守原法出入。

柴胡2.4克　炒白芍6克　炒黄芩6克　陈青蒿6克　赤苓9克　仙露夏8克　青陈皮各5克　川贝母6克　白杏仁9克（杵）　冬瓜仁12克　炒竹茹9克　炒香枇杷叶9克

三诊：昨日疟发之期，寒热未来，咳嗽渐平，胃纳稍苏，苔薄白，脉缓滑。再当调中安胎。

苏梗8克　炒白术5克　炒黄芩5克　茯苓9克　炒陈皮6克　炒竹茹9克　藿梗5克　蔻壳3克　炒谷芽12克　杏仁9克（杵）

按：妊娠患疟，每有坠胎之虑，故亟用柴、芩、青蒿、知母等，重在和解枢机，使邪得迅解，胎亦自安耳。

何某　男，35岁。7月。杭州。

疟发热多寒少，每日而作，汗出不畅，口渴喜饮，胸满烦懊，四肢酸疼，脉象弦数，舌红苔黄。暑热内蕴，温疟之证，仿白虎加桂枝法。

生石膏30克（杵，先煎）　肥知母9克　六一散9克（荷叶包）　桂枝1.8克　白蒺藜9克　秦艽6克　天花粉9克　生苡仁12克　淡竹叶9克　西瓜汁1杯（冲）

二诊：前方服后，汗出较多，疟已不作，胸满烦懊见瘥，而口渴喜饮如故，苔薄黄，脉弦滑。再拟清热养阴，以撤余邪。

生石膏18克（杵，先煎） 知母9克 川石斛15克 生苡仁12克 清水豆卷9克 六一散9克（荷叶包） 麦冬9克 青蒿6克 淡竹叶8克 西瓜翠衣30克

按：热多寒少，汗出不畅，是属温疟。方用白虎加桂枝，乃正治之法也。

曹某 男，35岁。10月。绍兴。

疟缠不已，气阴两伤，形瘦色瘁，稍劳寒热即作，腰足酸楚，寐劣多梦，舌红苔薄，脉小而涩。属劳疟之证，治用何人饮加味。

生首乌12克 潞党参9克 炙当归9克 茯神12克 炙甘草5克 陈皮5克 青蒿梗6克 炙鳖甲15克 炒白芍6克 生黄芪9克 肥知母6克 乌梅5克

二诊：近日寒热未作，无如气阴之虚未复，精神疲乏，动辄头昏，腰酸膝软，脉苔如前。仍步前意出入。

生首乌12克 潞党参9克 炙当归9克 茯神12克 炒白芍9克 炙甘草5克 炒于术6克 炙鳖甲15克 炒肥知母9克 盐水炒小生地15克 生黄芪9克

三诊：两投何人饮加味，寒热未作，精神渐振，腰足之酸不若前甚，脉象亦稍见有力。原法踵步。

生首乌12克 潞党参9克 全当归9克 大生地12克 炒白术6克 炙甘草5克 炒于术6克 茯神12克 炙鳖甲15克 黄芪9克 炒杜仲12克

按：疟缠不已，势必气血两伤，阴阳乖和，故稍劳即发。方用何人饮加味，以两补气血、扶正祛邪，此治疟之变法耳。

痢 疾

陈某 男，34岁。7月。昌化。

身热痢下脓血，里急后重，日夜三四十次之多，呕恶不思

纳谷，小溲短赤，脉象滑数，舌苔黄腻。湿热内蕴，宿食停滞，治拟清热导滞。

清炙白头翁 12 克　川连 3 克　煨南木香 5 克　川柏炭 6 克　秦皮 6 克　炙银花 12 克　制绵纹 3 克　炙当归 9 克　酒芍 8 克　槐米炭 9 克　山楂炭 9 克　炒枳实 6 克

二诊：前方进五剂后，热退，脓血不存，便转正常，亦无里急后重，呕止，渐思纳食，脉滑，苔色薄黄。再以清湿化热，以和肠胃。

广木香 3 克　炒川连 1.8 克　山楂炭 6 克　广陈皮 6 克　淡竹叶 9 克　清水豆卷 9 克　炒银花 9 克　炒谷芽 15 克　炒苡仁 9 克　炒枳壳 5 克　制川朴 5 克　鲜荷叶一角

按：湿热挟食，互滞阳明，通降失司，酝酿成痢，红多白少，邪伤血分，治用白头翁汤清热化湿，佐以木香、当归、芍药调气和血，气调则后重自除，血和则便脓自止。

方某　男，10 岁。8 月。昌化。

暑热夹湿，湿热互蕴，薄于阳明而成痢，窃据少阳而为疟，寒热交作，头痛胸闷，腹痛滞下不畅，舌苔厚黄，脉来弦滑而数。拟少阳阳明并治。

柴胡 1.8 克　煨葛根 1.8 克　炒黄芩 1.8 克　上川连 1.2 克　炒苡仁 9 克　淡竹叶 8 克　青蒿 6 克　山楂炭 9 克　飞滑石 12 克（包）　酒芍 5 克　炙青皮 3 克　藕节 3 个　鲜莲子肉 9 克

二诊：前方服后，寒热已解，胸闷见宽；惟腹痛滞下虽减未除，舌苔黄腻转薄，脉来滑数。再予化湿清热。

山楂炭 9 克　广木香 3 克　炒川连 1.2 克　陈皮 5 克　炒枳壳 3 克　淡竹叶 6 克　炒白芍 5 克　黄芩炭 3 克　炒谷芽 9 克　鲜莲子肉 9 克

按：暑多挟湿，伤于气分。暑为阳邪，湿为阴浊，两者相并，邪在少阳则寒热纷争，邪入阳明则腹痛滞下，疟痢并见，故治用柴葛芩连和解枢机，清理肠道．为少阳阳明同治之法也。

张某　男，40岁。8月。昌化。

身热痢下赤白，日夜数十次，腹痛里急后重，胸宇塞闷，饮食不进，形神倦怠，舌尖绛、中灰黄厚腻，脉来弦数。病属湿热蕴滞，阳明通降失司。仿白头翁汤加味。

清炙白头翁9克　油当归9克　酒炒白芍5克　黄柏炭6克　炙青皮5克　川雅连1.5克　秦皮6克　冬瓜仁9克　银花9克　鲜荷梗2尺　鲜莲子肉9克　通草3克　生熟苡仁各9克

二诊：热渐退，痢下次数日夜已减至七八次，腹痛里急后重亦轻，胸宇略宽，稍思进食，苔灰黄腻转薄。仍宗原意增损再进。

清炙白头翁9克　酒炒白芍5克　川连1.5克　银花9克　炒谷芽15克　黄柏炭6克　广木香5克　秦皮6克　鲜莲子肉9克　丝通草3克　炒当归6克　鸡内金9克　陈皮6克

周某　男，56岁。8月。昌化。

平素气阴不足，夏日受暑夹湿，中宫先虚，湿遏热伏，入秋以来，又伤饮食，而成肠澼。腹痛后重，赤白相兼，日夜有数十次之多，绵延半月未已，不思纳谷，恶哕频作，四肢不温，舌尖边干绛，苔黄燥，脉象细弦，阴液已伤，正气亦匮，厥脱堪虞。亟拟扶元养胃，以冀胃气得苏，生机可望。

野山吉林参须9克（先煎）　清炙甘草5克　炒石莲子肉9克（包）　米炒麦冬9克　炒白芍5克　炒当归6克　土炒于术5克　乌梅5克　淡苁蓉6克　鲜荷梗2尺　茯神15克　炒秫米15克（包）　梗通草6克

二诊：前方服后，痢下次数减少，腹痛里急亦瘥，惟肛门尚觉坠痛，四肢转暖，知饥思食，胃气有来复之渐。但神形委顿如故，动辄自汗，口渴喜饮，舌苔稍润。痢久气阴大伤，一时难复。

米炒西洋参9克（先煎） 米炒麦冬9克 炙甘草5克 蛤粉炒阿胶9克 川连1.2克 土炒江西术5克 炒秫米15克（包） 炒石莲肉9克（杵，包） 土炒杭芍6克 忍冬藤12克 淡苁蓉6克

三诊：痢止，腹痛里急已除，自汗减少，口渴亦瘥，渐思进食，惟精神倦怠如故。再宗原法加减。

米炒西洋参6克（先煎） 米炒江西术5克 云茯苓9克 米炒麦冬9克 霍石斛3克（先煎） 炒杭芍5克 生谷芽15克 橘白5克 炙甘草5克 穞豆衣9克 炒苡仁9克 红藤9克

按：叶老常云：痢有三忌，高热、不食、下多恶臭，三者是也。又有五难治，一者腹痛如绞，痢下无度；二者下痢纯血，身热脉大；三者便下五色或如漏；四者下如脂膏；五者噤口呕逆。以上两案均属噤口痢重症，前者属实，后者属虚，实者以清热化湿导滞为主，虚者以扶元、养胃生津为治。病同因异，用药亦迥然不同也。

眩晕 附：肝风

孙某 男，45岁。3月。上海。

肾水不足，不能上济于心，遂致心悸不宁，睡眠不酣，目眩头昏，昏甚欲倒，两耳蝉鸣，健忘；有时咳嗽多痰，脉象左弦右滑，舌苔白腻。肾亏心虚肝旺，三者同病，治当兼顾。

猪心血炒紫丹参15克 炒枣仁9克（杵） 辰茯苓15克 紫贝齿15克（杵，先煎） 青龙齿12克（杵，先煎） 夜交藤12克 煨益智仁6克 决明子12克 三角胡麻15克 宋半夏8克 生杜仲30克 制熟女贞子9克 旱莲草9克

二诊：阴亏于下，阳亢于上，眩晕耳鸣，心悸寐劣，水火不交，心肾失济，脉象弦滑，舌苔薄腻，痰湿未清，难投

滋腻。

生晒术 9 克　仙露半夏 8 克　炒北秫米 12 克（包）　益智仁 6 克　辰茯神 15 克　炒枣仁 12 克（杵）　夜交藤 12 克　三角胡麻 12 克　生杜仲 30 克　去心莲子 7 粒

三诊：睡眠转酣，头昏目眩自瘥，心悸耳鸣亦减。近日腰膝酸软，步履无力，脉象尺部重按少力。滋益清潜，合而治之。

熟地炭 24 克　清炙绵芪 9 克　生杜仲 30 克　夜交藤 12 克　炒枣仁 9 克（杵）　煨益智仁 6 克　辰茯神 15 克　三角胡麻 15 克　珍珠母 30 克（杵，先煎）　柏子养心丸 9 克（吞）

四诊：心悸渐宁，睡眠得酣，头眩耳鸣亦减，惟腰酸跗软尚存，脉象如前，舌尖微绛。下虚上实，中气又馁。再当两益气阴，以潜亢阳。

大熟地炭 30 克　清炙芪 12 克　盐水炒桑椹子 9 克　生鳖甲 24 克　生杜仲 30 克　辰茯苓 15 克　三角胡麻 12 克　夜交藤 12 克　炒枣仁 9 克（杵）　去心莲子 7 粒，柏子养心丸 9 克（另吞）

按：本例为心肾两虚，肝阳偏亢，兼挟痰浊之证，最难用药。叶老用清潜之法，养阴而不碍湿，化浊又顾其阴，兼证虽多，药不芜杂。

陈某　男，55 岁。3 月。昌化。

肝胆风阳上越，头部筋掣作痛，甚至眩晕耳鸣，目睛干燥，右胁胀疼。风火相煽，有耗津液，口苦舌干，渴喜饮水，胃纳尚佳，二便如常，舌尖绛，苔中黄，脉来弦劲。凉肝滋肾，潜阳息风。

羚羊角 3 克（另煎三小时，冲）　细生地 15 克　甘菊花 8 克　赤白芍各 5 克　明天麻 6 克　马蹄决明子 12 克　夏枯草 8 克　八月扎 9 克　川石斛 12 克　生石决明 21 克（杵，先煎）　珍珠母 30 克（杵，先煎）

二诊：前药服后，头痛、眩晕、耳鸣、胁痛、渴饮俱减，脉弦。再当育阴潜阳，以疏木郁。

细生地 18 克　制女贞子 9 克　赤白芍各 5 克　甘菊花 6 克　决明子 12 克　明天麻 6 克　夜交藤 12 克　川石斛 12 克　盐水炒金铃子 9 克　生甘草 5 克　生石决明 21 克（杵，先煎）　生灵磁石 30 克（杵，先煎）　桑椹膏 30 克（另冲服）

按：经云："诸风掉眩，皆属于肝。"厥阴为风木之脏，少阴相火内寄。风火皆属阳而主动，两者相煽，则头痛目眩，脉象弦劲，舌绛苔黄，胁痛渴饮，皆阴虚木火内炽之象，故凉肝息风，滋阴潜阳，以疏其有余之气，养其不足之阴。

陈某　男，60 岁。2 月。武康。

肝胆风火上僭，头部两侧晕胀掣痛，痛连两目，视物不清，右胁胀疼，脉象弦数，舌质边绛苔黄。当清肝胆风火。

羚羊角 1.2 克（先煎）　杭菊 6 克　决明子 9 克　生白芍 5 克　青葙子 9 克（包）　黑山栀 9 克　明天麻 6 克　夏枯草 9 克　制女贞子 9 克　蔓荆子 9 克　生石决明 24 克（杵，先煎）

二诊：泄肝清胆法服后，头晕胁痛均减，而颞部之痛未除，两目视物不明，脉弦。拟再养阴、清肝、息风。

大生地 18 克　甘菊 6 克　石蟹 15 克（先煎）　青葙子 9 克（包）　粉丹皮 5 克　赤白芍各 5 克　黑山栀 9 克　夏枯草 9 克　明天麻 6 克　制女贞子 9 克　晚蚕砂 12 克（包）　石斛夜光丸 8 克（分吞）

按：肝脉布于胁肋，上达巅顶，开窍于目。头痛及目，视物不明，为风火内炽，上扰清空所致，故以凉肝清热，以泄内风内火。肝木升逆，必耗肾水，次方养阴清肝，即属斯意。

附：肝风

张某　48 岁。10 月。武康。

阴虚多火，灼液为痰，复受惊恐，肝胆阳升，痰气郁结，扰及心神，以致心烦懊侬，悸惕不安，彻夜无眠，颧红烘热，手指清冷，肢臂作麻，脉来弦劲，舌红苔黄。肝风内动，势虑厥闭，亟拟泄浊扬清，以平气火。

苏合香丸1粒（用竹沥一两和入姜汁六滴，先化吞） 雅连1.8克 麸炒枳实3克 姜汁炒竹茹9克 双钩12克（后下） 天竺黄6克 化橘红5克 川贝9克 粉丹皮6克 黑山栀6克 青龙齿15克（杵，先煎） 广郁金6克 瓜蒌仁12克（杵） 鲜枇杷叶4张（刷）

二诊：前方服后，神志见安，夜能酣寐，懊侬烦闷顿解，烘热肢麻亦除，肝胆风阳稍戢，痰浊内滞未清，有痰不易外吐，大便未落。再拟涤痰泄下，以通腑气。

全瓜蒌12克（杵） 火麻仁9克（杵） 广郁金6克 白杏仁9克（杵） 京川贝9克 化橘红5克 甘菊花6克 双钩12克（后下） 生白芍5克 粉丹皮6克 川雅连1.2克 姜汁炒竹茹9克 麸炒枳实3克 鲜枇杷叶4张（刷） 苏合香丸1粒（另吞）

按：患者多火多痰，本缘水亏木旺，复加惊恐，则肝风胆火随之而升，扰及心神，症见烦懊悸惕，烘热不眠。盖痰得火而沸腾，火得痰而煽炽，内风暗动，故而手冷肢麻，厥闭之萌，即肇于此。方用苏合香丸合黄连温胆汤加味，开结导痰，降火安神，使火降痰消，则内风自息。

惠某 男，55岁。9月。临安。

从前喜饮烈性之酒，不独伤肝伐胃，抑且助火耗津。近月来，右手难于举动，下肢酸软麻木，步履维艰，头部筋掣作痛，夜少安寐，两手脉象细弦，重按无力，舌绛苔薄。乃肝肾阴亏，内风鸱张。拟滋水泄木，以平内风。

盐水炒大生地30克 阿胶珠15克 生杜仲30克 生龟鳖甲各18克 生白芍8克 决明子12克 三角胡麻15克 忍冬藤12克 络石藤9克 桑寄生12克 怀牛膝9克

二诊：前方服后，头部掣痛见瘥，下肢麻木亦减，步履尚觉无力，睡眠胃纳欠佳，脉舌如前。仍守原法。

细生地 18 克　米炒麦冬 12 克　制首乌 12 克　辰茯苓 15 克　生龟鳖甲各 18 克　三角胡麻 12 克　生杜仲 30 克　决明子 12 克　炙鸡内金 18 克　生赤白芍各 6 克

三诊：内风虽见稍平，阴虚未易骤复，右手瘥能举动，头痛不若前甚，而腰腿酸软，举步尚艰，下元久亏，仍进滋息之剂。

盐水炒大生地 24 克　生杜仲 30 克　制首乌 12 克　米炒麦冬 9 克　生鳖甲 24 克　生赤白芍各 6 克　马蹄决明子 9 克　夏枯草 12 克　三角胡麻 12 克　桑椹膏 30 克（另冲服）

四诊：迭进滋阴潜阳，平肝息风，诸恙渐见平复，腰酸不若前甚，步履已见复常，再宗前方增损可也。前方去马蹄决明子，加茯苓 15 克　桑寄生 12 克。

按：肝风之起，由于阳亢，亢阳之本，由于阴亏，直上巅顶，则头痛筋掣，旁窜四肢，则麻痹不仁。今脉象细弦，舌绛苔薄，步履痿软，乃肝肾久亏，内风鸱张，故用滋肝益肾，以固下虚之本，泄风清火，以治上盛之标。

痹　症

徐某　男，24 岁。5 月。昌化。

风湿内滞经络，四肢关节酸痛，游走不定，每遇气候不齐，痛势更甚，脉浮缓，苔白腻。治拟疏风燥湿，佐以通络。

羌独二活各 5 克　桂枝 3 克　炒茅术 6 克　茯苓 12 克　炒苡仁 12 克　防风 5 克　炒天虫 9 克　炒秦艽 6 克　威灵仙 9 克　五加皮 12 克　海风藤 12 克　蠲痛活络丹 1 粒（临睡服，服后避风）

二诊：前方服后，风邪渐驱，寒湿亦得温化，形寒肢冷均除，四肢流痛大减。惟腰膝犹感酸楚，脉缓不浮，苔黄薄润。

再以祛风化湿，养血和络。

独活 5 克　桑寄生 12 克　酒炒当归 9 克　威灵仙 9 克　秦艽 5 克　五加皮 12 克　川断 9 克　炒杜仲 12 克　怀牛膝 9 克　炒苡仁 12 克　炒茅术 6 克

按：肢体关节作痛，游走不定，是属行痹。为风寒湿杂感，而偏重于风，故以蠲痛活络丹、羌独二活、桂枝、防风搜风散寒，茅术、苡仁健脾胜湿，重在驱邪，以冀微微汗出，而使风湿两解。续方中增入活血养筋之品，寓有“治风先治血，血行风自灭”之意也。

梁某　男，37 岁。3 月。杭州。

形寒恶冷，肩臂酸痛，不能伸举，腰背楚疼，艰以俯仰，遇寒更甚，得温则瘥，苔白口淡，脉象弦紧。病属痹症而偏重于寒，治拟辛温散寒，祛风胜湿。

制乌附块 9 克　制草乌 5 克　桂枝尖 3 克　炒秦艽 6 克　羌独活各 5 克　防风 5 克　生黄芪 12 克　炙地龙 9 克　鸡血藤 12 克　炒茅术 9 克　桑寄生 12 克　乌辣草 9 克

二诊：形寒恶冷已除，肩臂腰背酸疼显减，伸举俯仰亦趋灵活，脉转弦缓，苔仍薄白，口不渴饮。风寒渐蠲，再以原法出入续进。

桂枝尖 3 克　黄芪 9 克　淡附块 6 克　羌独二活各 5 克　乌辣草 12 克　桑寄生 12 克　鬼箭羽 9 克　炒当归 9 克　炒茅术 6 克　汉防己 9 克　威灵仙 9 克

按：寒为阴邪，而主收引，寒胜则筋脉拘急，发为痛痹。叶老治以大辛大热二乌加桂助阳散寒，佐二活、防风、茅术祛风燥湿，归芪和营益卫，复入地龙之蠕动善窜，用为引导，立方甚为周到。

赵某　男，51 岁。12 月。于潜。

内有饮湿，外受风寒，三气相并，滞于肌肤，发为着痹，肢节酸重，两足更甚，小溲黄少，脉象濡数，舌苔薄黄。湿邪有化热之渐，仿王氏法。

大豆卷 12 克　二蚕砂 12 克（包）　生茅术 9 克　汉防己 9 克　生苡仁 12 克　猪苓 6 克　带皮苓 12 克　陈皮 5 克　川萆薢 12 克　防风 5 克　通草 5 克

二诊：服后颇应，肢节酸重显减，小便已长，脉转濡滑，苔薄黄。再以健脾利湿，佐以泄热。

生苍术 6 克　生苡仁 15 克　二蚕砂 12 克（包）　川萆薢 12 克　汉防己 9 克　丝瓜络 12 克　泽泻 9 克　桑枝片 12 克　清水豆卷 15 克　陈皮 6 克　赤苓 12 克

按：本例属着痹之湿从热化者，仿蚕矢汤加减，分清化浊，祛风渗湿，使湿从表里两解，热亦随之而去。

张某　女，39 岁。6 月。绍兴。

风湿化热，四肢关节红肿作痛，身热口渴，小溲黄少，脉弦而数，舌苔黄腻，治以清热化湿，祛风通络。

生石膏 24 克（打，先煎）　粉葛根 8 克　淡黄芩 6 克　炒桑枝 12 克　忍冬藤 12 克　炒天虫 9 克　络石藤 12 克　甘草 2.4 克　海风藤 12 克　生苡仁 12 克　炒秦艽 6 克

二诊：前方服后，热势渐退，关节红肿作痛，亦已显减，苔薄黄，脉如前，效不更方，仍步原意。

生石膏 24 克（杵，先煎）　葛根 8 克　淡黄芩 6 克　忍冬藤 12 克　炒秦艽 6 克　海风藤 12 克　桑枝叶各 9 克　生苡仁 12 克　丝瓜络 9 克　制天虫 9 克　白蒺藜 9 克　络石藤 12 克

按：风湿化热而成热痹，故见痛处红肿，身热脉数，苔黄，口渴。叶老治痹，寒胜用乌附桂枝之温，湿胜用苍苓之渗，风胜用羌防之散。本例热胜，则用膏芩之寒。宜温、宜凉，随症施治，宜其应手奏效也。

宗某　男，42 岁。10 月。临安。

素嗜生冷，又居卑湿，寒湿内困，脾阳失运，腹痛便溏，湿流关节，两膝酸痛，形寒肢冷，脉象沉细，苔色白润。下焦

肾阳不足，火虚不能熏土，土虚不能化湿，当以脾肾兼顾。

制乌附块 5 克　炮姜 5 克　乌辣草 12 克　炒苡仁 12 克　制豨莶草 9 克　炒晒白术 6 克　煨南木香 6 克　茯苓 12 克　炒茅术 5 克　陈皮 6 克　甘草 5 克

二诊：前方服后，两膝酸痛小有减轻，腹痛已瘥，更衣仍溏，脉来沉迟，苔白。前意续进。

制附块 9 克　炮姜 5 克　茯苓 9 克　炙桂枝尖 2.1 克　乌辣草 12 克　炙甘草 2.4 克　千年健 9 克　炒苡仁 9 克　制豨莶草 9 克　炒茅术 5 克　煨南木香 6 克

三诊：两进温阳化湿，两膝酸痛，十去六七，腹痛亦止，便溏次数已减，纳食见增。再拟温补脾肾，附子理中汤加味。

淡熟附块 9 克　米炒上潞参 9 克　炙甘草 3 克　炙桂枝尖 2.1 克　炮姜 5 克　乌辣草 12 克　炒茅白术各 8 克　白茯苓 9 克　炒苡仁 9 克　制巴戟 8 克　红枣 7 只

按：居处湿地，湿从下受，恣食生冷，有伤中阳，寒湿相结，脾肾之阳俱虚，湿流关节，闭阻筋脉而成痹；寒蕴中州，土失运行而便溏。综观此病，其本在肾，其标在脾，故方用近效术附汤，暖肾温脾，以使阳和之气得复，阴寒之邪自散。

痿　症

应某　男，29 岁。11 月。昌化。

去夏高热月余方退，气阴俱伤，筋络失荣，下肢萎软，如今虽能转动，而不能步履，眠食如常，按脉虚涩，舌苔白薄。治以两调气阴，舒筋通络。

根生地 15 克　原干扁石斛 9 克（劈，先煎）　生黄芪 9 克　生鳖甲 24 克　制首乌 9 克　怀山药 9 克　络石藤 9 克　忍冬藤 12 克　伸筋草 15 克　鸡血藤 12 克　怀牛膝 9 克

按：经云："肺热叶焦，发为痿躄。"去夏高热月余，暑必伤气，热必伤阴，气阴俱伤，肺失治节，津液无以布化，乃致

下肢失于濡养，痿症成矣。用滋补肝肾，舒筋活络，为治痿症之一法，奈再诊后处方散佚，惜哉。

赵某　男，31岁。10月。余杭。

湿热久蕴，营卫受阻，气血无以润养诸筋，腘肉消瘦，筋骨痿软，下肢不能伸缩，脉象濡细，舌苔白薄。治拟气血并补，舒筋通络。

清炙黄芪15克　酒炒当归12克　桂枝尖2.4克　炙广地龙9克　炒天虫9克　老钩藤12克　丝瓜络15克　杜红花3克　酒炒川断9克　伸筋草12克　千年健6克

二诊：经云："气主煦之，血主濡之。"气血俱亏，不能温濡肌肉筋脉，故渐而成痿。脉证如前，仍守原意出入。

清炙黄芪15克　酒炒当归9克　大熟地15克　杜红花3克　清炙广地龙9克　桂枝尖2.4克　炒赤白芍各6克　泽泻9克　茯苓12克　炒怀牛膝9克　炒黄柏5克

二诊：湿热浸淫，气血不充，无以濡养肌筋，两足痿软，肌肉消瘦，伸缩活动，略有好转，苔薄黄，脉仍濡细。再仿丹溪加味二妙散法。

炒黄柏6克　炒苍术5克　酒炒当归9克　防已9克　川萆薢9克　怀牛膝9克　炙龟甲15克　熟地15克　炙黄芪15克　炙甘草5克　茯苓12克

四诊：前方服后，湿热日渐清化，筋脉得气血之濡养，下肢软痿好转，尚能任地移行，伸缩已趋正常。再拟补气血、填肝肾继之。

米炒上潞参9克　炙黄芪15克　酒炒当归9克　熟地黄24克　怀牛膝9克　炒黄柏5克　酒炒川续断9克　炒白芍9克　炙甘草5克　防已6克　盐水炒杜仲15克　健步虎潜丸12克（分吞）

按：经云："湿热不攘，大筋软短，小筋弛长，软短为拘，弛张为痿。"邪阻气血无以荣筋故也。治痿之法，病起中焦，独取阳明；病在厥阴，填补肝肾。本例病在厥阴太阴之间，故于两补气血之中，增入化湿清热之味，此治痿之又一法也。

血　症

邵某　男，33岁。9月。昌化。

燥火烁肺，金受火制，久咳不已，震伤阳络，血来盈口，咽喉梗痛，声音嘶哑，神形萎顿，脉来细数，舌绛而干。治以养阴润肺，宜事休养，庶免积重难返。

十大功劳叶9克　丹皮5克　粉沙参9克　川贝9克　川郁金5克　代赭石15克（杵）　金果榄5克　生杜仲12克　甜杏仁9克（杵）　生蛤壳15克　诃子肉5克　野百合5克

二诊：前进养阴润肺，咳瘥血止，咽痛亦减，音嘶如故，脉仍细数无力。前法既效，率由旧章，加重滋养。

南沙参9克　川贝9克　天麦二冬各6克　丹皮6克　诃子肉5克　生杜仲12克　冬瓜仁15克　百合6克　甜杏仁9克（杵）　蛤粉6克拌炒阿胶9克　炙马兜铃6克　旱莲草9克

按：方用沙参、蛤壳、川贝养阴润肺，百合、丹皮清热凉血，赭石降气，诃子敛气，其中生杜仲一味，为补肾之品。盖肺肾为母子，子赖母生，益其子使不夺母气而自养。服后咳稀血止，至脉仍细数，乃阴虚未复，故续以补肺阿胶汤加减，补肺清火，益水滋肾，火清则肺安，液补则津生，自可向愈也。

汪某　男，37岁。3月。于潜。

木火刑金，久咳不已，肺络受伤，血随咳出，留瘀于络，胸胁作痛，午后潮热，形瘦脉细。治拟滋养金水，而制木火，并化留瘀。

川贝9克　生蛤壳15克　旱莲草9克　冬瓜仁12克　鲜芦根2尺（去节）　苡仁12克　败酱草6克　茜根6克　粉丹皮5克　炒甘菊花5克　女贞子12克　川郁金6克

二诊：前方服后血止咳稀，奈为日已久，金水两亏，咽喉唇舌干燥，午后仍有潮热，脉细如故。前意增损续进。

地骨皮 9 克　丹皮 5 克　天花粉 9 克　川贝 9 克　马料豆 12 克　炒香白薇 6 克　冬瓜仁 12 克　蛤壳 15 克　生赭石 15 克（杵）　茜根 12 克　败酱草 12 克　生白芍 9 克

三诊：两进清金制木，血止咳嗽显减，气平胁痛亦愈，两手脉象转缓；无如本元未复，藩篱不密，又感新凉，再添寒热。治当兼顾。

冬桑叶 5 克　甘菊花 5 克　象贝 9 克　炒香枇杷叶 12 克　丹皮 5 克　双钩 12 克　原干扁石斛 6 克（劈，先煎）　川郁金 5 克　生白芍 6 克　甜杏仁 9 克（杵）　炒橘红 5 克

四诊：新感已解，肺阴未复，再拟养阴清肺。

米炒粉沙参 9 克　川贝 9 克　冬瓜仁 12 克　生赭石 15 克　盐水炒橘红 5 克　生白芍 5 克　金沸梗 9 克（包）　天冬 9 克　制女贞子 9 克　甘菊花 6 克　生杜仲 12 克

潘某　男，37 岁。昌化。

肺肾之阴不足，水不涵木，木火刑金，咳嗽频频，络破血来，午后潮热，起动乏力，脉来虚数，舌苔光剥，声音嘶哑。火盛灼肺，肺布叶举。拟用养阴生津，润肺疗咳。

粉沙参 9 克　天冬 12 克　川贝 9 克　甜杏仁 9 克（杵）　丹皮 6 克　冬瓜仁 12 克　炒怀山药 9 克　合欢皮 9 克　西藏青果 9 克　炒秫米 12 克（包）　粉甘草 3 克

二诊：前方服后，咳血减少，胃纳见增，惟声音嘶哑如故。声从肺出，音从肾来，足征肺肾之阴未复，再予金水两顾。

粉沙参 6 克　米炒麦冬 9 克　蛤粉炒阿胶 9 克　诃子肉 6 克　川贝 6 克　甜杏仁 9 克（杵）　丹皮 6 克　怀山药 9 克　粉甘草 3 克　藏青果 5 克　生白芍 5 克

三诊：咳宁，血止，声音复常，续服琼玉膏调理。

按：以上二例，均为木火刑金而咳血。肝为风木，体阴用阳，肾阴不足，水不涵木，则肝火内动。肺为华盖，主行治节，畏火畏寒，故称娇脏，肺阴不足，不能制木，木反侮金，久咳肺络受伤，血从上溢。汪姓患者，症见胸胁隐痛，乃有瘀阻，方用川郁金、丹皮、茜根、败酱草，意在止血之中而祛留瘀；至咽干潮热，为阴虚未复，故续用养阴清肺，渐次而愈。潘姓患者，属肺肾两亏，《直指方》云："肺为声音之门，肾为声音之根。"故见声音嘶哑，方用沙参、天麦冬、甜杏仁、阿胶、诃子等，乃两顾肺肾之法。先后二诊，咳血俱止，声嘶复扬。

蒋某　男，48岁。2月。余杭。

去冬曾经咳血，治后血止，咳嗽迄未根除。入春肝旺阳升，头昏目眩，夜来盗汗，五心作热，午后面红升火。昨夜痰中挟血，今日盈口不止，胸痛气逆，四肢乏力，面色㿠白，形瘦骨立，两脉芤而兼数，已入劳损之途。如今失血过多，气血涣散，须防阴阳脱离之变，病已入险，亟拟生脉散一法。

吉林人参6克（先煎）　麦冬12克　北五味子3克

二诊：昨服生脉散，已奏显效，咳血大减，气逆略平，脉象转缓，而重按无力，口渴喜饮，精神萎顿，面乏华泽。出血过多，气阴俱伤，虽见生机，未逾险境，再以原法加味。

别直参5克（先煎）　麦冬12克　十大功劳9克　川贝9克　侧柏叶9克　蛤粉拌炒阿胶9克　墨旱莲9克　盐水炒怀牛膝9克　白茅根30克

三诊：前方连服2剂，咳嗽已稀，气逆渐平，盗汗亦收。昨日痰中见有紫色血块，胸胁仍然隐痛，口渴喜饮，脉象濡软。离经瘀血未去，应防出血再来，花蕊石散继之。

别直参3克（先煎）　川贝8克　煅花蕊石12克　麦冬12克　十大功劳9克　盐水炒怀牛膝9克　鹿衔草9克　茜草12克　冬瓜仁12克　墨旱莲9克　参三七粉2.1克（吞）

四诊：气平血止，精神好转，咳嗽胸痛不若前甚。瘀血已去，新血得生，惟独寐况欠安，脉缓无力，尺部仍然虚数，一波虽平，无如损怯已成，恢复非易。再拟肺肾同补，药外当宜珍摄。

北路太子参6克（先煎） 川贝5克 天麦二冬各6克 炒白薇9克 细生地12克 蒸熟百部9克 蛤粉炒阿胶9克 甜杏仁9克（杵） 冬瓜仁12克 怀山药12克 琼玉膏30克（冲）

五诊：咳嗽已平，脉象较前有力，治以原方，以北沙参易太子参续服。

按：患者去冬曾经咳血，治后血止而咳未休，至春风木行令，木火上犯，肺叶本损，一触即发，血涌而来，出血过多，乃致气阴俱伤，阴不抱阳，阳不摄阴，势将阴阳离决，而成虚脱。有生脉散确为背城借一之策，旨在两救气津，服后症势即见转机。二诊仍宗原意，加阿胶、旱莲、茅根养阴止血，怀牛膝引火下行，病情逐见好转。三诊因痰中见有紫色血块，又仿人参花蕊石散，加三七扶正化瘀，以后次第调摄而安。

喻某　男，40岁。5月。杭州

体素阴虚，又受跌仆外伤，瘀血阻络，胸膺刺痛，烘热满闷，咳嗽频频，血来盈口，脉弦。肺络受伤，血从外溢，治拟止血化瘀。

煅花蕊石9克 茜根6克 黑山栀9克 炒白薇9克 冬瓜仁12克 丹皮6克 生赭石15克（杵） 川郁金5克 败酱草9克 生苡仁9克 参三七粉2.1克（吞）

二诊：血止胸痛已减，而咳未平，手足心热。阴分有伤，前用化瘀，今当养阴和络。

细生地15克 茜根5克 川郁金5克 川贝6克 旱莲草9克 甜杏仁9克（杵） 地骨皮9克 麦冬12克 制女贞子9克 丹皮6克 青蒿梗5克

按：外伤出血，最防留瘀不去。唐容川云："跌仆伤重，制命不治，不制命者，凡是疼痛，皆瘀血凝滞之故。"患者胸膺刺痛，烘热满闷，显为瘀血阻滞，故用花蕊石散加三七、败酱草、丹皮等止血化瘀。再诊血止，痛减，乃瘀血已化，是以继用养阴和络，以善其后。

陈某　男，42岁。9月。富阳。

阴虚火升，咽喉干燥，痰中夹有血丝，左胁隐痛，寐中盗汗，精神倦怠，胃纳不佳，两脉虚数带芤，舌质光绛。少阴之火上腾，火盛气逆，逼血上行。拟滋阴抑阳，气降火平，则血自静矣。

墨旱莲9克　川贝9克　制女贞子12克　茜根9克　料豆衣15克　天冬12克　仙鹤草9克　降香2.4克（后下）　紫石英12克　大生地15克　生赭石15克（杵）

二诊：气为血之帅，气升则血升，气降则血降。前拟滋阴降气，气平血始归经，不致外溢。惟阴虚日久，内热未清，左胁隐痛未罢，脉来虚数带芤，舌绛且干。再拟滋阴清降，以制亢阳，而杜复辙。

蛤粉炒阿胶9克　川贝9克　紫石英12克　制川柏5克　旱莲草9克　米炒麦冬9克　盐水炒大生地15克　橘络5克　生牡蛎15克（杵）　料豆皮12克　制女贞子12克

按：患者咯血起于肾阴不足，虚火上升，火迫血则离经而出，故咯血无咳嗽之见症。治阴虚咯血，宜滋阴降火，用二至养阴止血，加降香、赭石、石英，乃宗缪仲醇治血三法，"宜降气不宜降火"之意。服后气平血止，而脉象仍然虚数带芤，势恐虚火再升，痰血复来，故续以滋肾清降继之。

王某　男，36岁。8月。临安。

经云："中焦受气取汁，变化而赤是谓血。"血本阴液，不宜妄动，今肾阴早亏，相火内炽，逼血上行，假肺道随咳而出，两颧微红，五心烦热，咽喉干燥，腰楚跗酸，神倦乏力，脉细而数。亟拟补左制右，庶得水火相平，则血自止。

生龟甲 21 克　丹皮 6 克　黑山栀 6 克　川贝 6 克　旱莲草 9 克　盐水炒细生地 15 克　天冬 12 克　蜜炙白薇 9 克　盐水炒知母 5 克　盐水炒川柏 3 克　制女贞子 12 克　茜根 6 克　甜杏仁 6 克（杵）　败酱草 9 克

二诊：血逢热则溢，遇寒则泣。相火内炽，血为所逼，咯来甚多，两颧微红。前用育阴潜阳，服后血少咳减，脉仍芤数。前方既效，再宗原意出入。

参三七粉 2.1 克（吞）　丹皮 9 克　旱莲草 9 克　白薇 9 克　黑栀壳 9 克　川贝 9 克　生赭石 15 克　茜根 6 克　败酱草 9 克　甜杏仁 9 克（杵）　生赤芍 6 克　生龟甲 9 克　盐水炒细生地 12 克

三诊：血止咳嗽已稀，脉象虚数，舌绛不润。气阴未复，再以调补脾胃为主。

南沙参 9 克　川贝 9 克　米炒潞党参 6 克　天冬 12 克　制女贞子 9 克　生白芍 12 克　米炒怀药 9 克　天花粉 12 克　炒丹参 9 克　炒晒术 6 克　细生地 12 克　旱莲草 9 克

按：患者肾阴不足，龙雷之火升腾，肆逆于上，迫血妄行，症见咳血咽干、颧红、烦热，治用补左制右。补左者滋补肾水；制右者，泻命门相火，以冀水升火降，则阴血自行归经。叶老治阴虚火动出血，或以育阴潜阳，或以引火归元，终以补脾收功。脾气充盛，营、卫、气、血得以生化；再因肾水不足，肺金多虚，子病及母之故，培补脾土，宗古人上下交病治其中之意也。

施某　女，30 岁。7 月。余杭。

风热外袭，头痛身热，咳嗽不爽，咽干口渴，今晨鼻血外溢，量多色鲜，脉象浮数，苔红苔黄。此乃热郁于肺，治当清泄。

冬桑叶 9 克　白杏仁 9 克（杵）　薄荷叶 3 克（后下）　连

翘9克　黑山栀9克　甘菊花5克　鲜芦根1尺（去节）　淡子芩5克　炙前胡6克　白茅根15克　象贝9克

二诊：昨进辛凉泄肺，身热已解，鼻血未见复来，头痛口渴亦除；惟咳嗽未平，脉象弦滑，舌苔薄黄。再拟清宣气分。

冬桑叶9克　白杏仁9克（杵）　淡竹茹9克　川贝5克　甘菊花6克　淡子芩5克　瓜蒌皮12克　炙前胡6克　冬瓜仁12克　鲜芦根1尺（去节）　清炙枇杷叶6克

按：鼻衄多因肺胃热盛，上壅清道；或因肝肾阴亏，木火上扰，迫血妄行而致。本例乃表热郁肺，故见身热、咳嗽、脉浮等症。法用清肺泄热，表解热退，衄血自止。

王某　女，28岁。七月。杭州。

鼻衄时发时止，已有年余，近日来势如涌，头昏目弦，腰背酸痛，每次经汛超前而来，量多色红，夜来寐况欠安，且多梦扰，精神萎顿，步履乏力，两脉弦细而数，尺部反见浮大，舌苔燥白。女子以肝为先天，良由水不涵木，肝火上腾，迫血上行而衄。欲降其火，必先滋阴；欲养其血，必先调气。拟圣愈汤加味，气阴并顾，以冀引血归经。

炒上潞参9克　炙当归9克　炒阿胶珠9克　炙川芎2.4克　生黄芪15克　生白芍9克　细生地15克　艾叶炭2.4克　墨旱莲9克　甘菊花6克　炒女贞子9克　炙侧柏叶9克

二诊：衄血已止，头昏目弦不若前甚，而腰背酸疼如故，夜来寤多寐少，脉象仍然弦细，阴虚未复故也。前方既见效机，再守原法出入。

细生地15克　生白芍12克　米炒上潞参9克　炒枣仁9克（杵）　炙当归9克　生黄芪9克　制远志5克　生牡蛎15克（杵）　炒阿胶珠9克　旱莲草15克　制女贞子9克

三诊：衄血已止，头昏目弦减轻，昨日月经来潮，量不甚多，而腰酸更甚，寐况仍然不安，脉象弦细微滑。衄血过多，营血必伤，虽在行经期间，不宜补摄，但滋阴养血，尚为必要，续拟两调气营。

炙当归9克　炙川芎3克　炒晒白术5克　炒川断9克　米炒上潞参9克　炒丹参9克　益母草9克　炒白芍9克　辰茯神9克　炒阿胶珠9克　炙陈皮5克

四诊：此届经来，四日即净，精神较前好转，而腰背酸楚，始终如故，睡眠仍欠酣适，脉细而弦。真阴不足，肝经之火有余，心肾失交，神不敛舍。再拟气阴两顾，佐以清火。

大生地15克　生白芍12克　辰茯神12克　麦冬12克　炒阿胶珠9克　炙当归9克　川连1.5克　炒枣仁12克（杵）　炒川断6克　煨补骨脂9克　墨旱莲9克　制女贞子9克　米炒上潞参9克　生黄芪9克

五诊：鼻衄止已两旬，未见再来，腰酸附软较前减轻，寐况亦有好转。阴虚渐复，再拟原法增删。

米炒上潞参9克　麦冬9克　川连1.5克　炒枣仁12克（杵）　炙艾叶3克（包）　炒阿胶珠9克　辰茯神12克　细生地15克　炒白芍12克　旱莲草15克　炙当归9克　甘菊花6克　炒女贞子9克

六诊：诸恙均瘥，原方去茯神，加制首乌9克　气阴并补，以资巩固。

按：患者肝阴不足，木火内炽，扰及营血，迫使妄行，衄血过多，气阴俱虚。叶老以圣愈汤合二至，意在益气摄血，滋补肝肾，先后共服五十余剂而获显效。本例经医院检查，为原发性血小板减少性紫癜。初诊时血红蛋白、红白细胞均属正常范围，血小板计数37000，压脉带试验强阳性。四诊时血小板增加至65000，六诊时血小板计数达90000。以后续服中药，随症加减，四月后复查，先后二次，血小板均在100000左右，无出血倾向，月经亦无异常，压脉带试验阴性，症状稳定。

金某　女，24岁。5月。杭州。

齿虽属肾，而齿龈属胃，胃火内炽，齿龈肿痛，衄血鲜红，多日未止，口干喜饮，头胀便秘，脉来弦滑，舌苔薄黄而燥。阳明气火有余，少阴真水不足。玉女煎合调胃承气法。

生石膏 30 克（杵，先煎） 知母 9 克 大熟地 24 克 盐水炒怀牛膝 6 克 生锦纹 6 克 麦冬 12 克 生甘草 3 克 鲜茅根 30 克 旱莲草 24 克 淡子芩 6 克 茜草 12 克 元明粉 6 克（冲）

二诊：大便已下，衄止，齿龈肿痛亦瘥，头胀虽减，口干舌燥如故，苔薄黄，脉滑数。再拟滋阴清热。

生石膏 18 克（杵，先煎） 大熟地 18 克 麦冬 9 克 鲜扁石斛 12 克（劈，先煎） 甘菊花 6 克 元参 9 克 生甘草 2.4 克 天花粉 9 克 肥知母 9 克 鲜竹茹 9 克

按：初方用玉女煎，以石膏、知母清泄胃火，熟地黄、麦冬养阴滋肾，合调胃承气，导热下行，服后便通火降，衄止肿消。

陈某 男，40 岁。10 月。双溪。

便下紫褐已近匝月，形寒畏冷，脘部隐痛，得温则减，胃纳欠佳，面色少华，脉来细涩，舌苔白薄。此属远血，病在肝脾，肝虚不能藏血，脾虚不能统血，藏统失司，血不归经，溢于下则为便血。治仿金匮黄土汤法。

伏龙肝 15 克（包） 炒于术 2 克 炒白芍 12 克 淡子芩 5 克 炒阿胶珠 9 克 槐米炭 9 克 大熟地炭 15 克 炮姜 5 克 炙黑甘草 5 克 地榆炭 9 克 仙鹤草 15 克

二诊：前用黄土汤加味，脘痛已止，而便色仍然紫黑，精神萎顿，脉来较前有神，苔白薄。脾虚夹寒，阴阳不为相守，病已日久，药力一时难逮，仍守原法出入。

伏龙肝 12 克（包） 炒于术 8 克 炙黑甘草 5 克 炮姜 5 克 地榆炭 9 克 炒阿胶珠 9 克 大熟地炭 15 克 槐米炭 9 克 旱莲草 15 克 炙当归 9 克 酒炒白芍 9 克

三诊：大便由紫转黄，而胃纳依然不佳，形寒怯冷如故，

脘腹不时隐痛，头昏，四肢乏力，脉象弦细。阴络之血虽止，而留瘀未尽耳。

大熟地 15 克　炮姜 5 克　炒阿胶珠 9 克　炙当归 9 克　蒲黄炭 9 克　酒炒白芍 9 克　炒晒术 6 克　云苓 9 克　炙黑甘草 3 克　旱莲草 12 克　陈皮 5 克

四诊：前方服后，脘腹之痛已止，而脉细无力如故。血去气阴俱伤，再拟补气益血，以善其后。

米炒上潞参 9 克　炒于术 8 克　炙黄芪 9 克　茯神 9 克　炒枣仁 9 克（杵）　制远志 5 克　炒阿胶珠 9 克　炙当归 9 克　炒白芍 9 克　煨木香 5 克　炙甘草 3 克　连核龙眼 15 克

按：景岳云："脾胃气虚，大便下血者，其血不甚鲜红，或紫或黑。"即《金匮》所谓之远血。近血病在腑，远血病在脏。盖脾主统血，脾气盛，运化有力，脾气虚，则统摄无能；肝主藏血，肝气和，血得畅行，肝气虚，则藏血失司。肝脾为病，血不归经，下渗大肠，则成便血。肝虚宜柔和，脾虚宜温运，用黄土汤加味，意即在此。方中伏龙肝、炮姜，不仅温运脾胃，并能止血，术、草健脾和中，白芍、阿胶、熟地黄养血柔肝，黄芩清火制燥，为反佐之法。综合方意，乃温清兼施，气血两顾。二诊血未尽止，正如方案所云："病日已久，药力一时难逮。"故仍以原法踵步。三诊血止留瘀未净，又加蒲黄炭一味，止中有行，妙在一药两用。

商某　男，50 岁。10 月。余杭。

嗜酒啖肥，湿浊蓄积肠胃，蕴郁化热，迫血下注，圊红夹浊，少腹隐痛，纳食不思，肛门疼痛，脉弦而数，舌苔黄腻。此为脏毒，拟清解阳明郁热，宣化太阳蕴湿，当归赤小豆散加味。

赤小豆 15 克（包）　炙当归 9 克　制苍术 5 克　酒炒淡子芩 5 克　荆芥炭 5 克　炒枳壳 5 克　蜀红藤 12 克　炙槐花 9 克　银花炭 9 克　酒炒白芍 6 克　炒川连 2.4 克

二诊：便血减少，而未尽止，腹痛减轻，食有馨味，脉弦数，苔薄黄。前方既效，原法出入。

炙当归 9 克　炒淡子芩 5 克　赤水豆 12 克（包）　赤苓 9 克　蜀红藤 9 克　小青皮 5 克　炒川连 2.4 克　炒川柏 5 克　荆芥炭 5 克　炒枳壳 5 克　粉丹皮 6 克

按：古人治近血有肠风、脏毒之别。许叔微谓："下清血色鲜者，肠风也；血浊而色黯者脏毒也。"叶老辨本病，血色不鲜，肠中隐痛，认为积湿化热，系属脏毒，故与当归小赤豆散随症加味。

丁某　男，36 岁。5 月。杭州。

思虑过度伤乎脾，房室失节伤乎肾，土虚水湿不化，水亏相火内炽，湿火相并，下注膀胱，小溲频数夹血，一月有余，不时头昏耳鸣，腰楚跗软，脉弦而数，苔根白腻。少阴之阴已伤，太阴之湿未清，治拟滋阴清火，佐以渗湿。

细生地 15 克　知母 12 克　川黄柏 5 克　茯苓 9 克　旱莲草 15 克　泽泻 6 克　小蓟炭 9 克（包）　猪苓 9 克　炒阿胶珠 9 克　炙侧柏叶 9 克　茜根 12 克　炒丹皮 5 克

二诊：前方服后，尿血虽减未除，腰背酸痛如故，脉见弦数，舌苔薄黄。湿火稍清，肾虚未复，再拟原法出入。

细生地 15 克　盐水炒川黄柏 5 克　怀山药 9 克　知母 12 克　旱莲草 15 克　泽泻 6 克　小蓟炭 9 克（包）　茜根 9 克　陈茅根 15 克　陈山萸肉 6 克　炙侧柏叶 12 克　丹皮 5 克

三诊：两进养阴滋肾，清热化湿，尿血减少，腰背酸痛不若前甚，脉细，苔白薄。肾阴之虚一时难复，无比山药丸加减。

大生地 15 克　萸肉 5 克　怀山药 9 克　制巴戟 9 克　炒杜仲 9 克　茯苓 12 克　炒菟丝子 9 克　泽泻 6 克　淡苁蓉 6 克　盐水炒牛膝 6 克　旱莲草 12 克　小蓟炭 9 克（包）

四诊：尿血已止，腰酸减轻。仍以原方去小蓟炭，加女贞子6克。

按：患者尿血由脾肾两虚而起，脾虚不能统血，则血不归经；肾虚下元不足，则血从下渗。故先以猪苓汤合知柏地黄增损，以滋阴、清火、化湿，意在虚实兼顾。三诊尿血减少，腰痛亦瘥，而反见脉细苔白，谅为脾肾之虚难以骤复，是以又投无比山药丸健脾益肾以培其本，不用五味、赤石脂者，防其敛涩余湿耳。

胡某　男，41岁。6月。余杭。

夏月长途跋踄，感受暑热，暑为火邪，内应于心，心火下移小肠，火迫血溢，是以小便出血，茎中热痛，神烦寐劣，口渴喜饮，舌尖绛，脉象濡数。导赤散加味。

细生地18克　木通5克　甘草梢5克　淡竹叶9克　飞滑石12克（荷叶包）　赤苓9克　琥珀末2.4克（分吞）　川连2.4克　黑山栀9克　川萆薢9克　鲜茅根30克

二诊：服导赤散加味，尿血已止，茎中痛除，而溲色未清，渴饮已瘥，寐况得安，脉濡数，苔薄黄。前方既效，仍守原法出入。

细生地15克　木通5克　竹叶9克　甘草梢5克　知母9克　鲜茅根24克　赤苓24克　福泽泻9克　飞滑石12克（包）　车前草12克　川萆薢9克

李某　男，30岁。5月。杭州。

阴虚夹有湿热，下注膀胱不化，乃致迫血下行，尿血数月于兹。稍劳则血来更多，腰腿酸软，神疲乏力，脉象细数，苔薄黄。以猪苓汤加味。

粉猪苓9克　泽泻9克　茯苓12克　阿胶12克　飞滑石12克（包）　盐水炒大生地18克　小蓟炭9克（包）　粉丹皮9克　鲜茅根30克　淡竹叶9克　藕节炭9克

二诊：前进猪苓汤合小蓟饮子之法，尿血显减，溲水渐清，腰酸腿软亦瘥，惟神疲无力依然，脉苔如前。再宗前方增损续进。

猪苓 6 克　白茯苓 9 克　泽泻 8 克　飞滑石 12 克（包）　阿胶 12 克　小蓟炭 9 克（包）　丹皮 6 克　盐水炒细生地 15 克　盐水炒杜仲 15 克　潼蒺藜 9 克　盐水炒桑椹子 9 克

按：综观以上两案，前者尿血属阴虚火盛，方用导赤散，泻火利水，养阴止血；后者为阴虚湿热下注，故以猪苓汤滋阴凉血，利湿泻热。同为阴虚尿血，病同因异，治有区别。

蛔　虫

鲍某　女，6 岁。8 月。临安。

饮食不节，脾胃受伤，形体消瘦，腹痛时作。两月前，曾患顿咳，至今未痊。今晨起，腹痛如绞，呕吐频作，口出蛔虫，饮食不进，大便数日未落，腹部膨胀，坚硬拒按，面青肢厥，躁烦不安，舌起朱点，苔厚腻，脉象弦滞。病属蛔虫内扰，法当驱蛔安胃，用酸苦辛滑温通之剂。

生菜油 30 克（先服）　炒川椒 5 克（包）　炙甘草 5 克　白芜荑 6 克（包）　雷丸 12 克　蒸熟百部 6 克　淡吴萸 1.8 克　炒枇杷叶 12 克　山楂肉 12 克　炙前胡 6 克　炙当归 9 克　花槟榔 9 克

二诊：前方服后，大便泻下 3 次，先后解出蛔虫 50 余条，肢温厥回，面青亦褪，腹痛略轻，膨胀亦减，稍进薄粥，夜能安寐，脉象弦滑，舌苔厚腻略退。蛔患未平，再拟安蛔和中。

米炒上潞参 9 克　炙甘草 5 克　炙当归 9 克　槟榔 9 克　乌梅 9 克　雷丸 9 克　炒川椒 5 克（包）　炒杭白芍 6 克　炙新会皮 9 克　煨南木香 5 克　苦楝根皮 15 克

三诊：两日来，便中续下蛔虫四十余条，腹部胀痛俱瘥，胃气未苏，苔薄腻，朱点减少，脉象小弦。中气未复，再进健脾调中。

米炒上潞参 9 克　炒于术 6 克　茯苓 12 克　炙甘草 5 克

天仙藤9克　焦陈皮8克　宋半夏8克　盐水炒娑罗子9克　带壳春砂2.4克（杵，先煎）　炒谷麦芽各9克　炙鸡内金9克

按：蛔虫结聚肠中，腹笥凸起，绞痛异常，按之坚硬，烦躁不安，肢冷厥逆，俗称“蛔结痧”，即是此证。初诊治用生菜油灌服，取其行气滑肠，散结杀虫，对蛔虫阻塞肠道者，通下救急，效颇迅捷。尝见叶老每遇此类病人，用以拯危，无不应手奏效。本患者系浙江中医院住院病人，临床诊断为机械性肠梗阻，病情危急，本拟手术，后经中药治愈。

盛某　男，11岁。3月。杭州。

胃脘阵痛，痛甚面青唇紫，肢末作冷，呕吐涎沫，曾经多次吐出蛔虫，脉沉伏，苔白薄。病属蛔厥，亟拟温通安蛔。

乌梅9克　蜜炙桂枝5克　干姜5克　雷丸12克　使君子肉12克　白芜荑9克（包）　鹤虱9克（包）　炒川椒2.4克（包）　甘松5克　四制香附9克　花槟榔6克　炙甘草3克

二诊：前方服后，便下蛔虫多条，腹痛已减，肢冷转暖，脉象弦滞。虫积未尽，再宗原法出入。

蜜炙桂枝2.4克　干姜6克　乌梅9克　苦楝根皮9克　雷丸9克　鹤虱9克（包）　蒸熟百部8克　使君子肉12克　白芜荑9克（包）　四制香附9克　甘松5克

按：经云：“蛔者，长虫也。胃中冷，即吐蛔。”蛔因寒则动，上扰于膈，故见脘痛，肢厥，吐蛔。仿金匮乌梅丸，为蛔厥之正治法也。

胡某　男，6岁。四月。绍兴。

周前曾下蛔虫，迄仍绕脐腹痛，痛无定时，纳谷不馨，便下溏薄，肢冷，面色皖白，脉虚细，苔薄白。治以温中驱蛔。

米炒上潞参9克　炙黑甘草5克　炒香白术6克　干姜5克　炒川椒5克（包）　乌梅肉9克　使君子9克　淡吴萸

1.8克 鹤虱9克（包） 雷丸12克 茯苓12克

二诊：前方服后，便中续下蛔虫，腹痛减轻，纳谷见增，肢冷不若前甚。再宗原法化裁。

米炒上潞参9克 炒白术6克 炒黑甘草5克 炮姜6克 乌梅肉9克 雷丸12克 炒川椒2.4克（包） 苦楝根皮15克 泡吴萸1.5克 炒当归6克 鹤虱9克（包） 炒使君肉6克

按：本例属脾胃虚寒而见虫患，故用理中安蛔加佐，鼓动中阳，结合驱蛔，为标本兼顾之法。

妇科

月经不调

陆某 女，30岁。10月。杭州。

去岁血崩，气血俱虚，经行愆期，色淡量少，拖延时日，头昏心悸，腰楚跗软，面色少华，舌淡红，苔淡白，脉涩无力。证属冲任两伤，治当调摄奇经。

大熟地24克 炙当归9克 炒阿胶珠12克 炒枣仁9克 制远志6克 炙黄芪9克 炒柏子仁6克 炒白芍9克 猪心血 炒丹参9克 炒川断9克 炙川芎1.5克

二诊：前方服后，头昏心悸，腰酸均减；但寐况欠佳，纳食乏味。续以心脾两顾。

米炒上潞参9克 炒冬术6克 炙当归9克 炒枣仁12克 制远志6克 炙黄芪9克 清炙甘草2.4克 广木香5克 炒杜仲9克 潼蒺藜9克 炒川断9克 炒阿胶珠12克

三诊：寐况好转，面色较前红润，经汛将临，腰酸又甚，脉缓滑，苔白薄。原法出入。

炒上潞参9克 丹参12克 炙当归9克 茯苓12克 炒

菟丝子9克　制川断9克　炒枣仁12克　炒白芍12克　炙川芎2.4克　大熟地12克　炒杜仲12克

四诊：此届经来如期，色量正常，脉缓，苔白薄。再拟养血调经。

炙当归9克　炒丹参12克　益母草9克　炒白芍9克　炙川芎3克　炒菟丝子9克　炒杜仲12克　炒阿胶珠9克　炒白术5克　新会皮5克

按：患者去岁血崩，冲任二脉已伤，气阴俱耗，以致经行愆期，量少色淡，脉涩无力，心悸寐劣，纳食不佳。辨证求因，关键在于心脾，故治疗以四物汤、归脾汤随证加减，气血同顾，气壮则能摄血，血和自得归经。服后经行按期，色量正常，获效显然。

孟某　女，21岁。3月。上海。

肝郁气滞，冲任失调，经来超前，量少色褐，乳房作胀，少腹疼痛，腰背酸楚，五心烦热，脉弦小数，口苦苔黄。治拟养血疏肝调经，丹栀逍遥散加减。

炙当归9克　炒赤芍9克　柴胡3克　茯苓12克　丹皮6克　黑山栀9克　炙青皮5克　川郁金6克　甘草2.4克　四制香附8克　薄荷纯梗5克

二诊：此届经来，瘀滞减少，量亦较多，乳胀腹痛，不若前甚，脉象弦滑。再拟疏肝调经。

炙当归9克　丹参9克　赤白芍各6克　柴胡2.4克　炙青皮5克　丹皮6克　川郁金6克　制香附5克　益母草9克　路路通6克　炙甘草2.4克

按：肝气抑郁，郁则化火，火盛迫血，因而经水超前，量少色褐。乳头属厥阴，乳房属阳明，故而乳胀腹痛。方用丹栀逍遥散清热疏肝，养血调经，使木气调达，则血得畅行。

沈某　女，33岁。8月。杭州。

前次月经愆期五月方来，此届又逾期未行，小腹胀痛，昨见鼻衄，量多色红，颜面烘热，头痛而胀，神烦寐劣，大便燥结，舌白薄黄，脉象滑数。此血热逆行故也。

丹皮9克　赤白芍各6克　益母草12克　泽兰9克　炒杵桃仁8克　生卷柏9克　川牛膝8克　杜红花5克　全当归9克　茅根30克　川芎5克

二诊：前方服后，衄止寐安，月经未行，少腹胀痛如故。上行之血已有下达之渐，原方仍可续进。

全当归9克　泽兰9克　生卷柏9克　炒桃仁5克　益母草12克　川牛膝5克　赤芍9克　杜红花5克　丹参9克　凌霄花9克　陈茅根30克

三诊：月经已行，色鲜量少，小腹胀痛已除。再拟气血两顾，以调冲任。

米炒上潞参9克　炒晒白术5克　云茯苓9克　炙当归9克　炒白芍9克　大生地12克　清炙甘草2.4克　陈皮5克　阿胶珠9克

按：患者体素血热，气火上升，血不下行，月经逾期不来，倒行逆施，而致鼻衄，此倒经也。方用凉血清热，导血下行，泻火于阴，使血归经而自止，月经得以通调。

陈某　女，34岁。10月。于潜。

每届经来淋漓不畅，色紫而黯，夹有血块，小腹胀痛，痛甚拒按，手足心内热，5月于兹，舌紫绛，脉细滞。气滞瘀阻，失笑散加味。

酒炒蒲黄5克　酒制玄胡6克　青蒿梗6克　泽兰9克　五灵脂15克　青皮5克　赤白芍各5克　生鳖甲21克　酒炒当归12克　生山楂12克　酒炒柴胡5克　盐水炒川楝子9克

二诊：经行畅通，痛胀显减，手足心热亦除。治用原方去失笑散、青蒿、鳖甲，加郁金、四制香附续服。

按：本例为气滞血不畅行而成瘀阻，以致经行不畅，腹痛拒按。治用失笑散合金铃子散行气逐瘀，为塞者通之之法。

程某　女，26岁。2月。上海。

经水每每逾期而来，色淡量少，少腹冷痛，得温则舒，四肢不暖，面色苍白，脉来涩迟。证属冲任虚寒，气滞血阻，仿长沙法。

炙桂枝5克　炒白芍9克　酒炒当归12克　炒川芎5克　炙甘草5克　炙艾叶5克（包）　酒炒丹参15克　桂心2.4克（研粉，饭和丸，吞）　制香附9克　郁金5克　制川断9克　炮姜5克　红枣5只

二诊：前方服后，腹痛减轻，肢冷转暖，脉象迟缓，苔薄白。前方既效，仍守原法出入。

炙桂枝5克　炒白芍9克　酒炒当归12克　酒炒丹参15克　炙川芎5克　炙艾叶5克（包）　制香附9克　郁金5克　制川断9克　炮姜5克　益母草9克　桂心2.1克（研粉，饭和丸，吞）

三诊：两进温通行血，胞宫寒凝，得暖而散，腹痛若杳，脉缓苔白。再拟益气养血。

炙当归9克　炙川芎5克　炒杭芍6克　郁金9克　制川断9克　炙桂枝3克　炙甘草6克　炙黄芪9克　砂仁2.4克拌　熟地黄18克　米炒上潞参9克　制香附9克　红枣5只

按：《金匮》云："妇人之病，因虚积冷结气，为诸经水断绝。"以上三者，均能形成经水之不调。本例患者，为寒客胞宫，血因冷而滞行，以致经来逾期，寒气郁于下焦，故见少腹冷痛。方用桂枝汤复加肉桂，意在助阳逐阴，调和营卫，为寒者热之之法。叶老以此法用于治虚寒痛经，颇见获效，此举其一也。

汤某　女，32岁。5月。上海。

情志抑郁，肝失疏泄，经停年余，饮食日减，头晕目眩，腰楚跗软，脘腹胀而且痛，脉来细涩，舌苔白薄。气机失调，冲任不和，治拟疏肝调经。

炒娑罗子 9 克　制玄胡 6 克　三角胡麻 9 克　炙当归 9 克　炒小茴 2.4 克（包）　炒川芎 5 克　杭白芍 8 克　泽兰 9 克　炒金铃子 9 克　酒炒丹参 9 克　决明子 12 克　四制香附 5 克　青陈皮各 5 克

二诊：前方服后，脘腹痛减，纳食见增，而头目晕眩如故，腰酸虽减未除，脉细苔薄。仍守原法出入。

炒娑罗子 9 克　炙当归 9 克　三角胡麻 9 克　制玄胡 6 克　酒炒丹参 12 克　炙川芎 5 克　制牛膝 9 克　炒赤芍 9 克　四制香附 6 克　泽兰 6 克　青陈皮各 5 克

三诊：前方连续服 10 剂后，脘腹之痛已止，月经昨日已临，但量少色淡，脉转缓滑。再拟养血调经。

炒当归 9 克　酒炒丹参 12 克　炙川芎 5 克　炒赤芍 9 克　泽兰 6 克　炒香小茴 2.4 克　制川断 9 克　炒娑罗子 9 克　制续断 9 克　四制香附 8 克　煅石决明 12 克　炒川楝子 9 克

按：此为肝气郁结，损及心脾。经云："二阳之病发心脾，有不得隐曲，女子不月。"心脾虚则血无以资生，故而经停年余不行。叶老不治心脾而治肝胃者，乃穷源返本之计也。

盛某　女，20 岁。7 月。东岳。

室女经停三月未转，少腹冷痛，四肢不暖，脉来紧细。寒客胞宫，冲任失调，治当温通奇经。

紫石英 12 克　桂心 1.8 克（研粉，饭丸，吞）　三角胡麻 9 克　桃仁 6 克　当归尾 6 克　红花 5 克　酒炒白芍 8 克　卷柏 9 克　四制香附 6 克　川芎 5 克　炙地鳖虫 12 克　泽兰 9 克　盐水炒牛膝 9 克

二诊：前方服后，腹痛减轻，脉见弦滑。寒气得温而散，瘀滞有下达之渐。仍守原法出入。

紫石英 12 克　桃仁 9 克　三角胡麻 9 克　卷柏 9 克　酒炒蓬莪术 8 克　泽兰 9 克　酒炒川牛膝 9 克　制香附 6 克　路路通 9 克

三诊：经泛已转，色量亦属正常。再拟调经继之。

炙当归9克　川芎5克　炒白芍12克　泽兰6克　杜红花5克　路路通9克　制香附6克　酒炒牛膝9克　益母草9克

按：患者经停三月，乃因寒客胞宫，积于冲任所致。因而少腹冷痛，四肢不暖，脉象紧细。治用《济阴纲目》过期饮加减，温通奇经。血得热则行，月经复来，诸症若失。

王某　女，36岁。10月。上海。

每次经来，色鲜量多，拖延时日，面色萎黄，心悸不宁，纳少便溏，脉象细小，舌苔白薄。心脾两亏，主统无权，拟补益心脾。

米炒上潞参9克　清炙黄芪9克　炒晒白术6克　炒归身5克　炙甘草2.4克　炒杵枣仁9克　制远志6克　炮姜1.5克　炒阿胶珠9克　砂仁1.5克拌炒　大熟地12克　煨广木香6克　龙眼连核5只

二诊：前方连服十剂，经漏即止，胃纳亦增，接服归脾丸，以善其后。

按：患者心脾两虚，主统失司，血不归经，冲任失固，故而经来淋沥不清，治用归脾汤加味，补气益血，以摄奇经。经漏止后，接服丸剂，缓图其功，以杜复辙。

师某　女，12岁。9月。上海。

年未二七，经汛已临，量多色鲜，延已五旬未净，面容少华，午后有虚潮之热，唇色淡红。冲任已损，有入怯途之虑，亟拟固摄奇经。

熟地黄炭18克　山萸肉5克　煅龙骨12克　清炙黄芪9克　炒白芍9克　炒阿胶珠12克　炙侧柏叶9克　艾叶炭6克　旱莲草15克　陈棕炭9克　煅牡蛎30克　小蓟炭9克

二诊：前方服后，经漏顿止，而潮热未清，脉虚无力。血去阴伤，再拟滋养肝肾，以丽八脉。

熟地黄炭 18 克　阿胶珠 12 克　炒白芍 9 克　炙侧柏叶 9 克　旱莲草 15 克　清炙黄芪 9 克　小蓟炭 9 克　黄芩炭 5 克　制女贞子 9 克

按：患者经事拖延五旬未净，又见潮热，面色少华，虚象显然，故谓有入损之虞。叶老治以脾肾着手，固摄下元，一诊即获显效，经漏止后，改用滋补肝肾，以调营血。

王某　女，38 岁。7 月。富阳。

经行半月未止，量多色殷，午后潮热，掌心如灼，心悸头晕，夜寐不安，口干心烦，足跟隐痛，脉来虚数，舌红中有裂纹。肝肾之阴不足，虚火内扰，冲任失固，治拟固经汤化裁。

炒白芍 9 克　黄柏炭 3 克　醋炙香附 6 克　炙樗皮 9 克　炙龟甲 15 克　炒黄芩 6 克　侧柏炭 9 克　地榆炭 9 克　仙鹤草 30 克　生地黄炭 15 克　地骨皮 12 克

二诊：经漏已止，心悸头晕减轻，夜寐较安。治以前方去侧柏、地榆、仙鹤草，加旱莲草、女贞子，续服 6 剂。

按：肝肾之阴不足，虚火内扰，八脉失固，以致经漏不止，方用固经汤加味，以龟甲、生地黄、芍药固护营阴，黄柏清下焦之火，仙鹤草、地榆、柏叶清热止血，香附调气以和肝，醋制者，敛肝行气而不动血。服后水得滋生，虚火自平，冲任得固，经漏始止。

冯某　女，43 岁。7 月。乌镇。

情志抑郁，肝失疏泄，月经数月一转，量少色紫，年余于兹，自觉少腹有块不时攻痛，面色暗滞，肌肤甲错，舌紫，脉象弦涩。气滞血瘀，任脉为病，治拟疏肝理气，活血行瘀。

抵当丸 6 克（分二次吞）　丹参 15 克　生苡仁 15 克　泽泻 6 克　小青皮 5 克　云茯苓 15 克　广木香 2.4 克　拌炒白芍 5 克　制香附 6 克　小茴 2.4 克　拌炒当归 9 克　郁金 5 克　白术 5 克　桑海螵蛸各 9 克

二诊：前方服后，少腹攻痛不若前甚，而月经仍然未行，脉象弦涩，舌紫。仍守原法出入。

抵当丸6克（分二次吞） 丹参15克 木香2.4克 拌炒白芍5克 炒川芎5克 炒金铃子6克 郁金5克 小茴2.4克 拌炒当归9克 炒白术5克 杜红花2.4克 小青皮5克 制香附6克 桑海螵蛸各9克

三诊：昨日月经来临，量多色紫，夹有血块，少腹之痛已除，肌肤甲错如前。再拟养血调经。

炒当归9克 炙川芎3克 炒丹参15克 炒白芍9克 益母草9克 藏红花3克 云茯苓12克 郁金6克 炒川楝子9克 青皮5克 制香附6克

按：患者由情志抑郁，气滞血瘀，而致月经不调，数月一行，且腹内有块攻痛，系有形之物，为癥瘕之类。用攻坚破积之法，瘀去则经水通行。

带 下

王某 女，27岁。4月。塘栖。

带下青色，腥臭稠黏，头胀目眩，口苦胁痛，脉来弦数，舌质红，苔黄腻。证属肝经湿火下注，拟泻厥阴之火，利膀胱之湿。

龙胆草6克 黑山栀9克 炒白芍9克 甘草3克 青陈皮各3克 茯苓12克 绵茵陈15克 柴胡5克 川萆薢9克 黄芩5克 炙白鸡冠花12克

二诊：前方服后，头胀目眩，口苦胁痛均减，带下色转黄白，腥臭亦减，脉见弦滑，苔薄黄。再守原法。

龙胆草6克 柴胡5克 黑山栀9克 茯苓12克 生甘草3克 淡子芩5克 车前子9克（包） 泽泻9克 炒白芍9克 郁金6克 炙白鸡冠花12克

三诊：带下不多，胁痛间或有之，脉弦，苔薄黄。再拟疏肝和营，兼清余热。

炒柴胡5克　丹皮5克　黑山栀9克　当归9克　制苍术5克　茯苓12克　炒白芍6克　甘草2.4克　薄荷纯梗5克　郁金6克　炙白鸡冠花12克

按：肝经湿热下注胞宫，而成青带。治疗先用龙胆泻肝泻火以燥湿，继以丹栀逍遥疏肝而清热。肝得条达，气机通利，则湿热无所依存，带自止矣。

诸葛某　女，46岁。10月。兰溪。

去秋以来，白带清稀，绵绵不已，面色苍白，形寒肢冷，腰背酸坠，大便溏薄，舌淡红，苔薄白，脉见沉细。脾肾虚寒，带脉失约，治以温补固摄。

鹿角胶5克　制巴戟9克　菟丝饼9克　清炙黄芪9克　米炒上潞参9克　煅牡蛎18克　生龙骨9克　淡附块9克　潼蒺藜9克　炙陈皮5克　茯苓12克　桂心2.4克（研粉，饭和丸，吞）

二诊：腰酸背痛减轻，白带亦少，大便已不溏薄。前方既有效机，原意毋庸更改。

鹿角胶5克　淡苁蓉6克　菟丝饼6克　制巴戟9克　清炙黄芪9克　淡熟附块9克　米炒上潞参9克　煨益智仁6克　炒杜仲9克　茯苓12克　陈皮5克　米炒怀山药9克

三诊：带净，腰酸已除，四肢亦暖，嘱服内补丸每日6克吞。

按：命门火衰，上不能熏蒸脾土，下不能温摄奇经，故见大便溏薄，腰酸肢冷，带下清稀，绵绵不已。方用桂、附、鹿胶、巴戟、苁蓉温肾助阳，参、芪、茯苓、怀药补脾益气。乃脾肾两顾之法，脾肾阳伸发，脾土运化有权，带脉得以约束，所患自可向愈也。

沈某　女，38岁。4月。宁波。

带下黄稠，胸腹闷胀，食无馨味，神倦乏力，腰背酸楚，小溲赤热，脉滑苔黄。脾虚不能运湿，湿蕴化热，下注成带。

治拟清热化湿。

制苍术6克　猪苓6克　淡竹叶8克　制川柏5克　飞滑石9克（包）　萆薢9克　赤白苓各9克　炒苡仁9克　甘草梢5克　炙白鸡冠花15克　炙新会皮6克

二诊：前方服后，带下显减，腰背酸楚，胸腹胀闷，均不若前甚。使服二妙丸，每日9克，淡盐汤吞送。

按：患者因脾失健运，蕴湿化热，下注带脉，清浊混淆而成黄带。治用胃苓汤加减，清热化湿，实为因势利导，与虚寒带下之用温摄不同。

马某　女，32岁。4月。杭州。

冲任失调，每次经行愆期，湿火下注，带下赤白，腰酸两腿重滞，食少，神倦乏力，脉象弦滑，舌苔薄黄。二妙散加味。

炒苍术6克　炒黄柏5克　飞滑石9克（包）　炙樗白皮9克　赤苓12克　川萆薢9克　苡仁12克　炙海螵蛸12克　炒赤芍6克　炙地榆9克　炙侧柏叶9克　丹皮6克

二诊：带下赤白已除，腰酸腿重不若前甚。胃气渐振，原法加减。

炒苍术6克　炒於术6克　炒丹参9克　炒芡实12克　炒苡仁12克　炒白芍6克　炙地榆9克　川萆薢9克　赤苓9克　新会皮6克　炒当归9克

按：患者带下赤白，乃热盛于湿，故初方重在清热，结合化湿。二诊带下已净，又以健脾化湿而治其根源。

胎　前

郦某　女，34岁。9月。昌化。

经停三月，纳减择食，呕吐泛酸，胸闷作胀，神倦乏力，苔色薄白，脉来弦滑。此妊娠恶阻耳。

苏梗9克　姜半夏9克　姜汁炒竹茹9克　炒白术5克

盐水炒刀豆子 9 克　茯苓 9 克　玫瑰花 8 朵　煅石决明 18 克　盐水炒橘红 6 克　阳春砂 3 克（杵，后下）　左金丸 1.8 克（吞）

二诊：前服调气和胃之剂，脘闷得舒，呕吐泛酸减少；惟倦怠思睡，舌淡苔白，脉较无力。再以调气健脾。

米炒上潞参 9 克　炒白术 5 克　茯苓 9 克　姜半夏 9 克　炒橘红 5 克　炙甘草 2.4 克　阳春砂 3 克（杵，后下）　绿萼梅 5 克　盐水炒刀豆子 9 克　左金丸 2.4 克（吞）　生姜 2 片　红枣 4 只

三诊：呕吐泛酸已除，渐思纳食，苔白，脉缓滑。再以香砂六君加减，前方去左金丸、刀豆子，加桑寄生 9 克。

按：本例属妊后胃气失调，故用二陈合左金加苏梗调气和胃，药虽轻灵，效果显然。

庄某　女，25 岁，3 月。余姚。

怀孕五月，下肢浮肿，小溲短少，头晕身重，胸闷腹胀，脉缓滑，苔白薄。症属子肿，治当健脾利水，理气安胎。

炒白术 8 克　天仙藤 9 克　带皮苓 12 克　苏梗 8 克　泽泻 9 克　清炙桑白皮 9 克　炒陈皮 5 克　冬瓜皮 12 克　大腹皮 9 克　广木香 2.4 克　生姜皮 5 克　阳春砂 5 克（杵，后下）

二诊：小溲增多，下肢浮肿渐消，胸闷腹胀得宽，头晕亦轻。仍步前方加减。

米炒上潞参 9 克　炒晒术 8 克　天仙藤 9 克　带皮苓 12 克　苏梗 6 克　泽泻 9 克　炒陈皮 5 克　冬瓜皮 12 克　阳春砂 3 克（杵，后下）　桑寄生 9 克　炒杜仲 9 克　生姜皮 3 克

按：妊娠五月，太阴司胎，脾虚中阳失运，水谷之湿内聚，外溢皮肤成肿。方宗天仙藤散合五皮饮，旨在健脾渗湿，理气安胎，脾得运则水自行，气得调则胎自安。

白某　女，39 岁。10 月。杭州。

禀体阴虚，妊娠八月，头晕目眩，面赤烘热，心悸寐劣，下肢浮肿，今晨突然抽搐，不省人事，按脉弦滑有力，舌绛唇干。厥阴风木内动，夹痰火而上扰，证属子痫重症，拟羚羊角散化裁。

羚羊角片 2.1 克（先煎） 老钩 15 克（后下） 生石决明 30 克（先煎） 天麻 5 克 甘菊花 9 克 生白芍 9 克 大生地 18 克 茯神 12 克 竹沥半夏 9 克 胆南星 2.4 克 当归 6 克 鲜竹茹 9 克

二诊：前方服后，神苏，抽搐亦定；惟尚感头晕目眩，心悸夜寐欠酣，脉弦滑，舌绛。再拟潜阳息风，以杜反复。

羚羊角片 1.5 克（先煎） 归身 6 克 蛤粉炒阿胶 12 克 生石决明 24 克（先煎） 生牡蛎 18 克（先煎） 青龙齿 12 克（先煎） 麦冬 9 克 茯神 12 克 生白芍 6 克 大生地 18 克 老钩 12 克（后下） 炒橘红 5 克 鲜竹茹 9 克

按：患者素体阴虚，妊娠血养胎元，则阴虚更甚。阴虚于下，阳扰于上，内风夹痰热而升腾，乃致猝见斯症。仿羚羊角散加减，冀其息风潜阳，清神涤痰，而使胎气得安。

施某 女，29 岁。10 月。临安。

气阴两虚，冲任失固。迩又妊娠三月，漏红旬日未止，腰背酸楚，小腹下坠，头晕耳鸣，两腿软弱，小便频数，脉细滑无力，舌淡苔白。亟宜气阴两顾之法。

米炒上潞参 9 克 炒白术 5 克 清炙黄芪 9 克 桑寄生 9 克 炒杜仲 12 克 川断炭 9 克 艾绒 3 克 炒阿胶 12 克 小蓟炭 9 克 炙侧柏叶 9 克 炒菟丝子 9 克（包） 大生地 18 克

二诊：前方服后，漏红已止，小腹下坠，腰背酸楚均瘥，小便频数亦减。仍步原意再进。

米炒上潞参 9 克 炒白术 5 克 盐水炒菟丝子 9 克（包） 煨狗脊 12 克 炒川断 9 克 艾绒 2.4 克炒 阿胶 12 克 清炙黄芪 9 克 炙甘草 2.4 克 大生地 18 克 炒杜仲 12 克 炒陈

皮5克

二诊：诸恙悉减，胎气得安，脉亦较前有力，舌淡苔白。续服泰山磐石散，每隔五日进服1剂。

按：气阴两亏之体，往往虽孕易漏，胎亦难长，而致滑堕。患者宿有斯患，此次妊娠三月，又见漏红尿频，小腹胀坠，势恐重蹈复辙，故急用参、芪、胶、地两补气阴，以摄胎元。

产　后

郭某　女，29岁。3月。杭州。

产后一候，夹感，先有形寒，继而壮热，胸闷，烦躁不安，口渴喜饮。今起恶露减少，色呈紫黯，小腹胀疼，苔黄而干，脉象浮数，有热入血室之虑。治以辛凉解表，佐以行瘀。

青连翘9克　炒荆芥6克　黑山栀9克　炒香豉6克　天花粉9克　金石斛9克（劈，先煎）　冬桑叶9克　炒桃仁6克（杵）　炙当归9克　杜红花5克　炒蒲黄6克　益母草12克

二诊：服后得微汗，身热已减，胸闷渐宽，烦渴亦瘥，恶露增多，小腹已不胀痛，苔薄黄，脉滑。再宗原法。

炒荆芥6克　冬桑叶9克　川石斛12克　杜红花5克　甘菊花6克　青连翘9克　新会皮5克　川郁金6克　天花粉9克　竹二青9克　炙当归9克

按：新产发热，恶露未净，每易扰及血室，故立方重在清热行瘀，使表热迅解，瘀得畅行，法属两顾。

姚某　女，22岁。8月。杭州。

新产血虚，营阴内伤，迄今近旬，恶露未净，大便秘结，少腹作胀，舌淡红，苔薄白，脉象细涩。治拟养血润肠。

炒柏子仁12克（杵）　火麻仁9克　炒枣仁9克（杵）　炒桃仁6克（杵）　全瓜蒌12克（打）　松子仁9克（打）　紫

丹参12克　炙当归12克　蜜炙枳壳5克　益母草9克　蜂蜜30克（分冲）

二诊：服后肠道得润，大便自通，少腹之胀亦宽，脉细缓。原意出入续进。

炙当归12克　紫丹参15克　炒柏子仁9克（杵）　枸杞子9克　炒玉竹9克　茺蔚子9克　新会皮5克　砂仁1.5克（捣）　熟地黄15克（包）　松子仁9克（杵）　粉甘草2.4克

按：患者谅为新产血去过多，津液不足，血虚肠燥而致便难，故方用五仁加味，养血润肠，滋液通幽。

田某　女，39岁。11月。杭州。

产后半月余，恶露仍多，来势如崩，血去过多，气阴大伤，面色苍白，四肢厥冷，自汗淋漓，头昏眼花，精神恍惚，舌质光淡，脉象沉细。有阴竭阳脱，危在顷刻之虑。

别直参9克（先煎）　淡附块9克　川桂枝5克　炙归身6克　炙黄芪12克　北五味5克　麦冬9克　五花龙骨5克（先煎）　生牡蛎30克（先煎）　炮姜5克　炙甘草5克　阿胶12克

二诊：进服前方，崩虽止，而淋漓未净，四肢虽转暖，但自汗未尽收，头晕神倦如故，舌如前，脉仍细软无力。前方既效，增减再进。

别直参6克（先煎）　大熟地24克　炙归身9克　炙黄芪12克　阿胶珠12克　北五味6克　麦冬9克　五花龙骨15克（先煎）　生牡蛎30克（先煎）　炒续断9克　淡附块5克　炙甘草5克

三诊：恶露已净，自汗亦止，头昏见瘥，惟神倦如故，苔转白薄，脉细而缓。再拟两顾气血。

炙黄芪12克　炙归身9克　米炒上潞参12克　阿胶珠12克　制续断9克　炒冬术6克　炙甘草2.4克　砂仁1.5克（捣）　熟地黄18克　炒枣仁12克　茯神9克　龙眼肉

9克

按：患者产后两旬，恶露仍多，乃冲任已虚，调摄无权，继之来势如崩，势必营血大伤。故症见肢冷自汗，脉象沉细，为气血涣散，阴不抱阳，阳不摄阴，有阴阳离决之险。立方重用参、芪、附、桂挽脱救逆于顷刻。崩止之后，复投黑归脾合理中，心脾两益，以使中气鼓动，主统有权，卫气营血，自得恢复。

妇人杂病

崔某　女，25岁。9月。常熟。

中气素虚，产后过劳，气虚下陷，收摄无力，下腹重坠，阴中有物外挺，腰酸无力，带下如注，小便频急，脉象虚缓，舌淡苔白。治拟补中益气汤加味。

清炙黄芪15克　炒潞党参9克　炒晒白术9克　炙当归9克　清炙甘草3克　柴胡5克　炙升麻5克　陈皮5克　炒杜仲12克　米炒怀山药12克　盐水炒桑螵蛸9克

二诊：前用升提补摄之剂，阴中之物外挺略见内收，带减，腰酸亦瘥。仍以原法进之。

清炙黄芪15克　炒党参9克　炒白术9克　炙当归9克　清炙甘草3克　柴胡5克　炙升麻5克　枳壳5克　山萸肉9克　米炒怀山药12克　炒杜仲12克

三诊：迭进补中益气，阴中之物已不外挺，下腹重坠消失，带下尿频均除，续服补中益气丸，每日12克，二次分吞。

按：中虚之体，复因产后劳累，易成阴挺。方用补中益气，以符“虚者补之”“陷者举之”之意。

姜某　女，34岁。7月。绍兴。

素体阴虚，又加情志郁结，寐况不佳，由来多时，食少便秘。迩因受惊，昨起突然哭笑无常，呵欠频作，躁烦心悸，彻夜难眠，口干舌绛，脉来弦细而数。宗金匮法。

甘草 6 克　淮小麦 30 克　生熟枣仁各 9 克（杵）　大生地 18 克　野百合 12 克　麦冬 9 克　辰茯神 12 克　炒柏子仁 12 克（打）　肥知母 9 克　广郁金 6 克　石菖蒲 6 克　大枣 10 只

二诊：前方连服五剂，寐况好转，大便通润，情志已趋稳定，呵欠不作，躁烦心悸亦瘥。再宗原法出入。

甘草 5 克　怀小麦 30 克　青龙齿 12 克（杵，先煎）　辰茯神 12 克　麦冬 9 克　炒柏子仁 9 克（杵）　广郁金 6 克　炒枣仁 12 克（杵）　大生地 18 克　生白芍 6 克　大枣 8 只

按：患者系营阴已亏，又加内伤七情，得惊恐而诱发，属脏躁证也。故方用甘麦大枣合百合地黄汤养心滋液，佐以郁金、菖蒲芳香开郁。服后阴液渐复，心火得降，病遂趋安。

陈某　女，32 岁。余杭。

旧冬产后突然惊吓而致心气失敛，震荡不宁，夜寐欠安，头昏目弦，面额四肢浮肿。病已半载，难以速疗。先拟平肝宁心安神，佐以健脾运湿。

紫贝齿 15 克　酸枣仁 9 克（杵）　珍珠母 30 克　生芪皮 7.5 克　冬瓜皮 12 克　辰茯苓 15 克　猪心拌丹参 15 克　制远志 6 克　柏子仁 9 克　决明子 9 克　煨天麻 6 克　朱砂安神丸 9 克（吞）

二诊：药后虽得片睡而多梦扰，心悸未平，头部晕胀作痛，浮肿虽消，但咳嗽有痰。仍宗前法出入。

紫贝齿 12 克　猪血拌丹参 12 克　珍珠母 30 克　决明子 12 克　煨天麻 6 克　辰茯苓 12 克　酸枣仁 9 克（杵）　制远志 6 克　姜竹茹 9 克　宋半夏 8 克

三诊：服前方，睡眠已有三、四小时，面颊皮肤浮肿全消，心悸渐宁，惟头晕目眩如故，经愆而成妄行，大便下血。再拟凉血平肝，养阴安神。

旱莲草 15 克　槐米炭 9 克　制女贞 9 克　辰茯神 15 克　紫贝齿 12 克　酸枣仁 9 克（杵）　猪血拌丹参 12 克　决明子

12克　煨天麻12克　珍珠母30克　甘菊花6克

四诊：便血止后，经讯即行，小腹胀痛，头晕目眩，心悸乏力，虚火得戢，夜寐安宁。再拟平肝宁心，佐以调经。

茺蔚子9克　泽兰9克　猪心拌丹参12克　杭白芍9克　紫贝齿12克　辰茯神9克　决明子9克　煨天麻5克　甘菊花5克　女贞子9克

按：该案属产后气血虚弱，心脾二亏，以致头晕心悸，夜不安寐。薛立斋曰："人所主者心，心所主者血，心血一虚，神气不守，惊悸由来。"又脾虚不能运湿，则水溢而为浮肿。心血不足，血不养肝，肝阳亢越上僭，头晕目眩。是以治宜平肝宁心以安神，健脾运湿以退肿。三诊阴虚血热妄行，经期便血，转拟凉血平肝，便血得止。四诊随症情好转，续以平肝宁心善后。

牟某　女，26岁。9月。杭州。

产后月余，气血未复，面色苍白，头昏倦怠，胃纳不佳，肌肤不润，乳汁甚少，大便溏薄，脉虚细，舌淡红，苔薄白。拟两补气血。

鹿角霜9克（包）　米炒上潞参9克　清炙黄芪15克　炙当归6克　炒晒白术6克　云苓12克　丝通草1.5克　清炙甘草2.4克　煨广木香6克　王不留行子9克　大枣6只

二诊：前方服后，乳汁增多，胃纳亦馨，大便正常，头晕神倦亦有好转。原法继之。

米炒上潞参9克　清炙黄芪15克　炙当归6克　炒晒白术6克　炒白芍6克　云苓12克　鹿角霜6克（包）　炒紫丹参9克　清炙甘草2.4克

按：本例属产后气血两虚，不能生化乳汁，故方用当归补血合四君子滋补气血，佐入鹿角霜、王不留行子、通草，取其活络通乳，补中有疏之法。

章某　女，38岁。11月。杭州。

产后二月，时多形寒，肢冷，下午见有微热，腹中绵绵隐痛，喜按，得暖则减，乳汁日少，形体消瘦，所幸胃纳尚可，舌淡苔白，脉来沉细。属营血不足，虚寒之证耳。

精羊肉 240 克（先煎代水） 酒炒当归 15 克 生姜 60 克 清炙黄芪 12 克 桂枝 2.4 克 炒白芍 6 克 清炙甘草 3 克 炒冬术 6 克 炒丹参 12 克 鹿角霜 9 克

二诊：连服 3 剂，形寒微热均除，腹痛亦愈，脉亦不若前之沉细。再拟调补气血。

炒当归 9 克 清炙黄芪 18 克 炒潞党参 12 克 炮姜 2.4 克 炒冬术 6 克 炙甘草 2.4 克 鹿角霜 9 克 炒白芍 6 克 炒川断 9 克 炒丹参 12 克

按：产后元气亏损，又加寒滞，故虽有微热，而脉沉细，方用当归生姜羊肉汤加味温中补虚，系宗“劳者温之，损者益之”之义。

某 妇，35 岁。昌化。

阳维为病苦寒热，经旨可据。因阳维近乎营卫，合乎冲任，营卫不和，则气血交错，寒热乃作。又云，任脉为病，男子七疝，女子带下瘕聚。所以寒后左少腹结有血块，带下时见。今届夏令，卧病月馀，人颇困倦，必属病湿无疑。常卧气滞血泣，少腹之痞痛忽加甚，至今未已。月信数月一度，挟有瘀血而浓液。想冲任阳维既有病于先，经血当行不行，渐成败血于后。败血不行，新血有碍，故经不能准时而下，同时饮食减少，运化失职。血病及气，脏病及腑，病情丛杂，用药难遍。拟方尚希酌服。

抵当丸 9 克（包煎） 丹参 9 克 生苡仁 15 克 泽泻 6 克 青皮 5 克 木香 2.4 克 拌白芍 5 克 茯苓 12 克 桑海螵蛸 冬 9 克 金铃子 6 克 郁金 5 克 小茴香 5 克 拌炒当归 9 克 香附 6 克 白术 5 克

按：此证由七情失宜，脏腑亏损，气血乖违，循行失度，以致气郁血结。腹痛瘕聚，月经不调。又因夏令久卧伤气，湿滞成带。故治用调理气血之法，方中抵当丸一味，荡涤瘀积，去陈出新，尤为方治之主药。

膏　方

朱某　男，48岁。11月。上海。

内经云：“阴平阳秘，精神乃治。”阴者阳之守，阳者阴之使，无阳则阴无以生，无阴则阳无以长，两者锱铢相称，不可稍偏，偏即为病。阴虚阳越无制，故头目眩晕，心悸寐劣。肾乃真阴之所，脑为髓之海，髓不充盛，致记忆健忘，腰脊酸楚。目者肝之窍，肝阴不足，则目睛干痛。舌苔薄白，脉象弦细而数。证属肝肾阴亏，营血不足。乘斯冬令，当以滋阴潜阳，平补气血之味，易汤为膏，缓缓进服，以培其本。

盐水炒大生地150克　熟地黄150克　砂仁9克　拌炒沙苑蒺藜90克　燕根30克（包煎）　制远志45克　宋半夏60克　滁菊30克　炒女贞子90克　夜交藤90克　炒竹茹60克　萸肉60克　茯神90克　盐水炒橘红45克　生珍珠母240克　盐水炒桑椹子90克　原支怀药90克（打）　川柏45克　炙当归90克　生益智仁60克　青龙齿90克　甘草梢30克　福泽泻45克　炒枣仁90克（杵）　杭白芍60克　制首乌90克　新会皮45克　生川杜仲90克　丹皮45克　麦冬90克　制川断90克　米炒上潞参120克　炒香晒白术60克　盐水炒枸杞子90克　莲子　红枣　龙眼肉各120克　驴皮胶120克（先炖烊，收膏入）　冰糖500克（收膏入）

陈某　男，47岁。上海。

先天之本属肾，后天之本属脾。患者尚在中年，命门之火趋衰，火虚不能燠士，必致脾虚失于健运，形体不丰，畏寒肢冷，每在寅卯阳升之际，则阴冷益甚，虽在重衾之中而不觉暖，而且记忆减退，食后脘腹作胀。脉来迟细无力，两尺弱不应指，舌淡苔薄。冬令调补，当从益气扶阳，补肾健脾着手，且当注意摄生之道。

潞党参90克　炙黄芪120克　炒冬术60克　炒当归90克　淡熟附子120克　川桂枝45克　炒白芍60克　炮姜24克　甘草30克　淡苁蓉90克　炒破故纸90克　煨益智仁90克　盐水炒枸杞子45克　炒菟丝子90克　盐水炒覆盆子120克　砂仁15克　捣大生地120克　制女贞90克　炒枣仁60克　炒续断120克　炒杜仲120克　潼蒺藜90克　炒扶筋90克　泽泻90克　怀山药90克　茯苓90克　炒苡仁120克　新会皮45克　姜半夏45克　胡桃肉、南枣、龙眼肉、莲子各120克　霞天胶45克　鹿角胶40克　驴皮胶75克（共炖烊，收膏入）　冰糖300克（收膏入）

席某　男，45岁，上海。

肝主一身之筋，肾司全体之骨，肝肾攸亏，筋骨失养而易病。肾水既亏，木失荣养，慓悍之气即化为风；木旺侮土，土郁日需水谷不化，成湿即酿为痰。风煽痰壅，上及巅顶则头晕目眩，傍及四肢则筋骨酸疼，出上窍则痰多稠韧且难吐出。按脉右缓兼弦，右滑少力，两尺皆感不足，舌中且堆灰腻之苔。证属阴虚精亏之躯，中挟脾虚痰湿为患。膏方调治当以养血柔筋，补肾壮骨，佐以扶脾通络。

大熟地90克　当归90克　炒杭芍60克　川芎30克　杜仲90克　炒女贞子75克　盐水炒枸杞子60克　酒制狗脊90克　桑寄生45克　砂仁15克　拌炒大生地90克　麦冬60克　制川断9克　米炒潞党参15克　米炒于术60克　茯苓120克　米炒怀山药90克　甘菊花45克　煅石决明150克　川牛膝75克　天麻60克　木瓜75克　潼蒺藜90克　苡仁90克　橘红75克　蛤壳150克　伸筋草150克　忍冬藤90克　络石藤90克　莲子、龙眼肉、红枣各90克　虎骨胶75克　阿胶

90克（共炖烊，收膏入） 冰糖300克（收膏入）

应某 男，46岁。上海。

起于操持过劳，喜怒不节，饥饱失匀，偏积成患。水不涵木，木侮所胜，犯脾伐胃。侮脾则土郁不宽，消化为之不力，腹笥时或作胀；伐胃则气窒胃关而脘痛，痛无定时，甚则肝气分窜，循两胁、扰胸旷，或呕吐酸汁，或大便硬结，病症随作随隐，缠之已有十余稔之久。前进疏肝挟脾，补偏救弊之剂，胃纳已展，消化较力。惟兹亢悍之肝气与久虚之胃气，尚未平和，是则膏剂滋之，不专在补，并却病也。

砂仁24克 拌炒大生地120克 盐水炒当归60克 炒杭芍60克 老山参90克 米炒西潞参120克 茯苓90克 于术土炒90克 原支怀药90克 炒玉竹60克 盐水炒枣杞60克 制远志75克 捣核桃肉12个 盐水炒杜仲90克 狗脊120克 淡苁蓉60克 炒杵枣仁75克 陈皮90克 木香30克 制香附75克 降香75克 佛手柑75克 八月扎75克 沙苑蒺藜90克 米炒麦冬60克 川郁金75克 玫瑰花20朵 白檀香90克 南枣、龙眼、莲肉、阿胶各60克 霞天胶75克（共炖烊，收膏时入） 冰糖720克（收膏入）

毛某 男，61岁。上海老闸桥。

胃称水谷之海，最能容物，今不能容，其来也渐，非朝夕之所能成。初起劳倦太过致中虚，复因饥饱不匀致脾馁，消化不良，食常停滞，大便秘结不畅，脘痛时作时微，痛甚上连胸胁，下及腰背。肝木乘隙而犯胃土，呕致泛涎，亦间有之。四肢于脾。脾阳不振，形寒而肢冷，足胫麻痹不仁。年届花甲，命火式微，以致火虚不能蒸土，土虚不能化物，上不能食，下不得便，阴枯而阳结，乃有关格之虞矣。

老山参90克 米炒于术60克 米炒潞党参90克 茯苓90克 娑罗子90克 米炒怀山药90克 姜半夏60克 炒菟丝子90克 制巴戟60克 潼蒺藜90克 荜茇75克 黑姜炭

24克

炒补骨脂90克　炒冬术60克　陈皮60克　制木瓜90克　炙陈佛手柑75克　炙甘草30克　砂仁15克　拌炒大生地120克　炒玉竹60克　炒扶筋90克　盐水炒杜仲60克　炒当归90克　四制香附60克　煨肉果30克　炙红绿萼梅70克　桂枝炒白芍60克　盐水炒枸杞子60克　煨木香30克　泽泻90克　玫瑰花30朵　龙眼肉、南枣、莲子各120克　阿胶90克　霞天胶75克（另炖烊，收膏时和入）　冰糖480克（收膏入）

张某　女，46岁。山海关路。

妇人年近七七，阳气将衰，阴血亦弱，癸水月减，知将终止，亦不为病。惟阴虚者多火，形瘦者偏热，阴虚火旺，木易刑金，肝木发泄太过，金气敛肃失常。气冲而成咳，痰泛而成嗽，气火夹痰上溢，咳嗽并作，头胀而痛，胁塞作疼。甲木不靖，土德不充，消化不力，有时脘胀而痛，有时嗳气泛酸。两寸脉弱，右关不振，左关弦劲，舌绛无垢。入冬滋补，当调五行之偏胜。

紫石英120克　滁菊60克　淡秋石45克　炒大生地90克　蛤壳120克　制女贞子90克　制远志40克　丹皮45克　煅磁石240克　熟地黄炭120克　龙齿120克　预知子90克　橘红络各45克　天冬90克　米炒麦冬90克　杜仲120克　石决明240克　川贝60克　米炒北沙参90克　百合120克　米炒上潞参90克　杭芍60克　炒枣仁60克　炒沙苑蒺藜90克　当归90克　甜杏仁60克　于术60克　青葙子90克　炙白薇90克　野料豆衣90克　川断90克　红绿萼梅各30克　白果肉、红枣各120克　龟甲胶75克　阿胶90克（共炖烊，收膏入）　冰糖300克（收膏入）

邱某　女，35岁。余杭。

痰出于脾，坚而韧者为痰；饮出于肾，清而稀者为饮。饮痰充斥，气塞而成咳，饮泛而成嗽。素质肝旺，得相火之助反刑燥金，络破金伤，曾有咯血之累，咳嗽亦为之缠绵不辍，几成肺损。后经药养，内热减退，自汗见收，经汛亦能按月而行，外而脂肪较丰，现弃重就轻，转入痰饮之门。呼出之气主乎心肺，吸入之气司于肝肾，肾之摄纳无权，升气多于降气，动即气急；卫不外卫，阴不内守，容易触受客感。春夏阳旺较愈，秋冬气肃为盛，脉来弦滑有力，弦属肝旺，滑主有痰，舌苔薄黄白而润。膏方不唯滋补，并思却病也。

米炒上潞参 120 克　炒杭芍 60 克　淡秋石 45 克　炒大生地 150 克　炒于术 60 克　沙苑蒺藜 90 克　白及片 60 克　炒当归 90 克　米炒北沙参 60 克　灵磁石 120 克　茯苓 90 克　制女贞子 90 克　紫白石英各 75 克　海蛤壳 120 克　蒲黄炭 30 克　百合 90 克　旱莲草 90 克　天冬 90 克　生杜仲 90 克　蒸熟百部 30 克　血余炭 24 克　怀山药 60 克　竹沥半夏 90 克　白果肉、红枣、莲子各 120 克　鹿角胶 45 克　龟甲胶 60 克（共炖烊，收膏入）　冰糖 480 克（收膏入）

江某　男，83 岁。上海。

年近期颐，尚无衰容，步健纳旺，犹似壮年，此禀赋之独厚也。惟命火式微，阳不胜阴，火不敌水，水谷所入泰半化痰成饮。痰从脾阳不运而生，饮由肾寒水冷而成。饮痰充斥，淹蔽阳光，在夏秋尚可，交冬而阳不外卫，独冒风寒，引动痰饮，咳嗽气急，每交深宵子后而甚，寅卯三阳升而尤剧。肾气不敛，小溲频促，阳不充盛，不能温皮毫，暖肌肤，跗冷过膝，臀冷及肘。按脉两尺充实，惟右关缓，主脾虚；左关滑，主有痰。滋补之中，当寓潜消阴饮之法。

大熟地 120 克　枣杞 90 克　淡苁蓉 90 克　巴戟 60 克　盐水炒菟丝子 90 克　茯苓 90 克　怀山药 90 克　炒益智仁 60 克　蛤壳 120 克　制乌附块 90 克　姜半夏 60 克　旋覆花 90 克　桂枝 45 克　炒白芍 60 克　当归 90 克　冬术 60 克　沉香

末30克　米炒上潞参90克　炒玉竹90克　锁阳60克　潼蒺藜90克　盐水炒杜仲90克　制扶筋60克　代赭石120克　炮姜30克　拌炒五味子45克　细辛24克　蜜炙紫菀60克　覆盆子90克　川断60克　陈皮45克　海藻120克　红枣、龙眼肉、莲子各120克　阿胶60克　霞天胶60克（共炖烊，收膏时入）　冰糖480克（收膏入）

徐某　男，36岁。上海。

火有君相，相火为用，随君而动，心火下移，相火随之而炽。火动水不能静，神摇精荡，或有梦而遗泄，或无梦而滑渗。玉关频启，精神暗耗，腰脊时酸，足跗软弱。精亏髓空，记忆健忘；阳不入阴，时患失眠之累；胃不充旺，躯体难丰；脉来虚缓少神，两尺欠静。为今之计，滋阴而扶阳，濡血而生精，兼养胃气以培中土，俾阴平阳秘，精神乃治。

燕根60克　山萸肉60克　扁豆衣90克　蛤壳120克　米炒上潞参90克　甘菊花90克　炒女贞子90克　熟地黄120克　怀山药90克　茯神90克　生珍珠母300克　盐水炒大生地120克　龙齿120克　生左牡蛎90克　芡实90克　白术60克　麦冬90克　生杵枣仁60克　丹皮60克　桑螵蛸120克　当归90克　柏子仁90克　潼蒺藜90克　炙草梢30克　制川断90克　炙新会皮45克　川柏45克　夜交藤120克　杭白芍60克　生炒杜仲各45克　莲须120克　龙眼肉150克　白果肉、莲子、红枣仁各120克　阿胶90克　金樱子膏60克（另炖烊化，收膏入），冰糖480克（收膏入）

刘某　男，37岁。上海天津路。

体躯丰腴，中气素薄，水谷所入，泰半化湿，湿流下焦，窒碍膀胱气化，以致水源不浚，决渎不清，迁延淹缠，渐成慢性之淋。小溲不畅，精浊自遗，腰酸膝软，遇劳则甚。脉来濡缓，两尺欠固，舌苔薄白。脉证合参，实属劳则淋之候。拟方不宜过于滋补，恐滞湿邪，遏败精之出路，当用两顾之法，庶无流弊。

砂仁12克　拌炒大生地135克　制川柏45克　制苍术60克　潞党参45克　米炒于术60克　赤白苓各90克　萆薢90克　泽泻45克　炒苡仁90克　海螵蛸90克　川杜仲90克　潼蒺藜90克　制扶筋90克　怀山药90克　制女贞60克　煅牡蛎120克　芡实90克　生化龙齿60克　丹皮45克　杭白芍45克　制玉竹60克　炙芪皮30克　姜半夏60克　广木香30克　新会皮60克　蛤壳150克　制远志45克　珍珠母180克　当归60克　莲子、龙眼肉、红枣各120克　霞天胶120克　阿胶90克（共炖烊，收膏入）　冰糖300克（收膏入）

翁某　男，22岁。上海基湾。

禀质先天不足，精血本亏，发育迟缓。自幼足踝外疡，流脓出血，当时失治，至今十余载不得收敛，时流稠水，步履不健。足踝者乃三阴交会之区，下焦精血汇萃之地，成此身中漏卮，以致形体不丰。三阴俱虚则生内热，劫灼津液，晨起每吐黄稠之痰浊，胃纳亦不甚充旺，脉来缓而无神。治外者必求之内，治内者可求于外。能将内之三阴滋补，或将外之隙漏填塞，亦当有济也。

绵芪150克　当归90克　忍冬藤120克　紫花地丁120克　萆薢90克　米炒潞党参90克　冬于术60克　淮山药60克　大生地120克　大熟地120克　山萸肉60克　茯苓90克　苡仁90克　川柏45克　制苍术60克　泽泻90克　酒炒丹参90克　丹皮60克　制首乌120克　米炒天冬90克　麦冬90克　盐水炒枸杞子60克　川杜仲90克　制扶筋90克　盐水炒桑椹子120克　杭白芍60克　浮海石120克　蛤壳120克　潼蒺藜90克　橘红45克　清炙草30克　莲子肉、红枣、黑枣、核桃肉各120克　龟甲胶45克　阿胶105克（同炖烊，收膏入）　冰糖300克（收膏入）

杨某　女，28岁。11月。杭州。

骨小肉瘦，气阴两虚，冲任不足，经来参差不齐，或受气迫血而先期，或因气涩而愆时，婚已五载，未曾生育。今夏至秋，每至日晡时多潮热，入夜更甚，且多盗汗。盖汗为心液，汗多心气失敛，乃致悸惕不宁，头昏寐劣。蒸热过久，营血暗耗，形体渐趋羸弱，前时迭经调治，症状有所好转，月汛虽按期而来，惟量少色淡，净后尚多带下。脉来细涩带数，舌红而干。际此隆冬投补，自当益其气血，调其偏胜，以期阴平阳秘，健康有待。

盐水炒大生地180克　砂仁15克拌炒　大熟地150克　米炒上潞参135克　生黄芪90克　米炒麦冬90克　杭芍75克　原支怀药90克（打）　炒冬术60克　生牡蛎180克　盐水炒萸肉60克　甘菊花45克　炒女贞子90克　炙当归75克　杜仲90克　新会白90克　青龙齿105克（杵）　枣仁120克（杵）　地骨皮90克　夏枯草60克　珍珠母150克（杵）　红绿萼梅各30克　忍冬藤90克　原干扁石斛105克　紫石英120克（杵）　西藏红花30克　石决明150克（杵）制川断肉75克　八月札60克　甘草梢30克　丹皮60克　沙苑蒺藜90克　天麻45克　月季花30克　穞豆衣90克　白果肉、莲子、红枣、胡桃肉各120克　阿胶180克　鳖甲胶75克（同阿胶炖烊，收膏入）　冰糖450克（收膏入）

王某　女，41岁。11月。杭州。

生育过多，又复流产，阴血耗伤，冲任攸亏，经来愆期，色淡量少，平时带淋甚多，头晕目眩，心悸寐劣，腰酸足软，不耐步履之劳。旧冬服膏滋方后，今春以来，诸恙悉减，经水已能按期，惟量不多。近因劳累，腰酸复甚，头晕乏力，脉细，苔薄白。冬令调补，当予滋阴养血，填补肝肾，使肾气充沛，冲任得养，诸症自可向愈。

炙当归120克　制川断120克　制女贞子90克　炙甘菊

花45克　炒香玉竹90克　炙川芎45克　草决明60克　米炒怀山药90克　炒丹参120克　鸡血藤120克　天麻45克　米炒上潞参180克　生地黄180克　秦艽60克　川郁金45克（打）　米炒白术90克　大熟地180克　千年健90克　炙青皮45克　潼蒺藜90克　制首乌90克　煨狗脊150克　夏枯草60克　炒杜仲90克　炒白芍60克　炙甘草45克　炙陈皮90克　龙眼肉、红枣、白果肉各120克　阿胶180克　霞天胶120克（另炖烊，收膏入）　冰糖500克（收膏入）

按：膏方为传统的中药剂型之一，常为久病体虚或冬令调理之用。由于易于贮藏，服用方便，且对调摄阴阳，健身防病都有一定的作用，故颇受患者欢迎。叶老运用膏剂，能针对患者体质、禀赋及挟兼病症等复杂情况随症施用，不仅理法俱备，辨证精确，且用药精审，疗效卓著。

叶老认为："膏滋不专滋补，尚可调治太过与不及耳。"临床应用膏方非单纯于补益，对虚实挟杂，病后失调或痼疾顽症，如劳损、痰饮、咯血、胃脘痛、关格、遗滑、痿痹、疮毒及月经不调、不孕、产后崩带等，均能恰当地于滋补之中寓以祛邪调理，而获良效。叶老强调，拟用膏剂调理的同时，尚须注意摄生，如注意精神调节、饮食调养和劳逸有度，俾能"药养两到，庶克有济耳。"

至其煎服法，为将药物先用冷水浸渍一昼夜，次日浓煎3次，去渣存汁，文火缓缓煎熬，俟药汁渐浓，再将胶、糖等和入收膏。待冷尽，用磁罐盛贮，每日早晚各取一匙开水冲服。如遇感冒、停食等暂时停服。在服药期间，忌食生萝卜、芥菜等。